aid
Wissen in Bestform

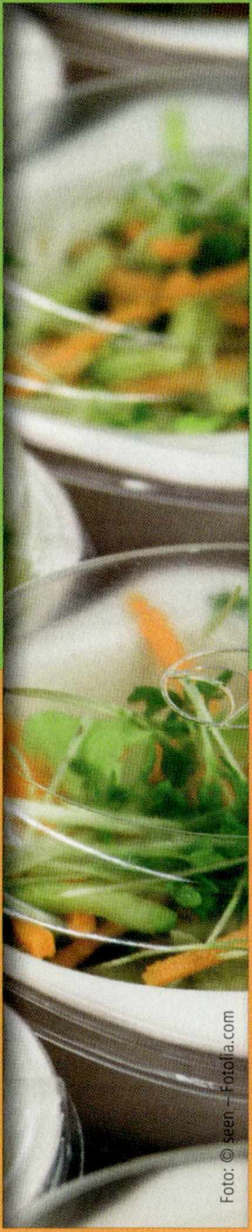
Foto: © seen – Fotolia.com

Inhalt

Alles so schön bequem hier …

19 Uhr, Arbeitsende. Jetzt noch auf einen Sprung in den Supermarkt, um sich als „Alleinesser" schnell einen Snack zu holen. Oder um etwas Leckeres auf den heimischen Esstisch zu zaubern. Aber schnell muss es gehen – schließlich fordern Freunde, Freizeit oder Familie ihr Recht.

Doch im Supermarkt beginnt die Qual der Wahl: In den Regalen und Truhen warten Tausende fertiger oder vorbereiteter Lebensmittel auf den Verbraucher. Also, was darf's denn heute sein? Einen Eintopf aus der Dose? Den gibt's auch tiefgefroren oder aus der Tüte. Vielleicht doch den Salat Marke „ganz fix und fertig"? Soße und Plastikgabel gleich inklusive. Oder sollte man sich für die Familie mal wieder ins Zeug legen und einen Klassiker auf den Tisch stellen, das Drei-Komponenten-Menü: Fleisch, Gemüse, dazu Kartoffeln oder Nudeln? Spätestens an dieser Stelle gehen die Alternativen aus Fertig- und Halbfertigprodukten in die Hunderte. Und auch für Singles bietet die Industrie mittlerweile maßgeschneiderte Portionen an: Ob Dosensuppe, Trockennudelgericht aus dem Beutel oder tiefgekühlter Auflauf: Die Einportionen-Fertiggerichte nehmen in manchen Bereichen schon mehr als die Hälfte der Regal- oder Truhenfläche ein.

Die Auswahl, die wir treffen werden, wird von Situation zu Situation unterschiedlich ausfallen: Manchmal lockt uns allein das Versprechen „in drei Minuten in der Mikrowelle fertig". Ein anderes Mal schauen wir auf die Zutatenliste und versuchen zu ergründen, ob unser schlechtes Gesundheitsgewissen sich hier etwas beruhigen darf.

Fertige oder vorbereitete Produkte sind praktisch und sparen oft Zeit. Sie erlauben uns flexibel auf Bedürfnisse zu reagieren, gleich ob es der kleine Hunger oder spontane Gäste am Abend sind. Und die Gesundheit? Bleibt die dabei nicht auf der Strecke? Darauf gibt es keine pauschale Antwort. Ernährungswissenschaftler empfehlen, genau hinzuschauen und richtig auszuwählen.

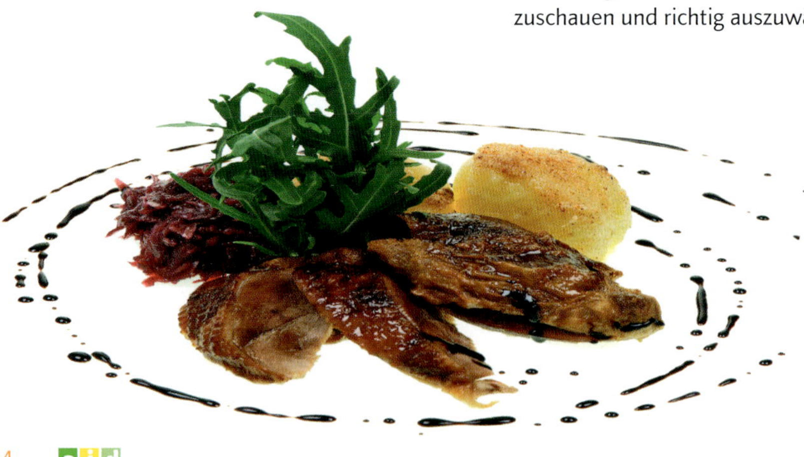

Foto: © Lucky Dragon – Fotolia.com

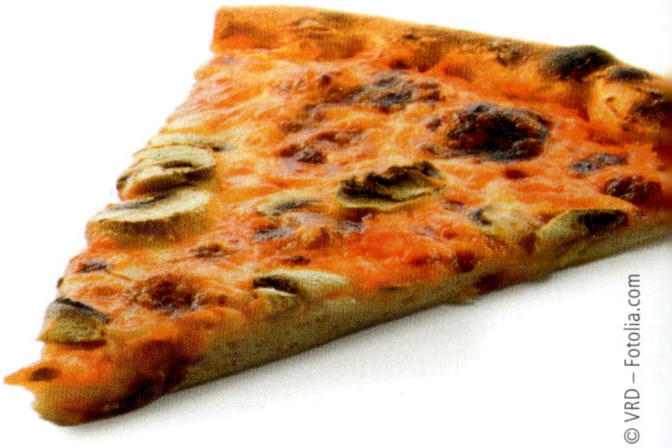

Foto: © VRD – Fotolia.com

Gibt es Faustregeln …

… anhand derer wir erkennen können, ob ein vorbereitetes Lebensmittel, also ein Convenience-Produkt, gut für uns ist? Ob das Lebensmittel wirklich das Küchenleben erleichtert und gar noch einen nennenswerten Beitrag zu einer vollwertigen Ernährung liefert? Ja, die gibt es. Wir stellen Ihnen einige Kriterien vor, nach denen Sie aus dem Riesenangebot auswählen können.

Begleiten Sie uns auf einen Gang durch den Supermarkt …

… und schauen Sie mit uns in die Regale, Truhen und Kisten. Denn in den Supermärkten finden sich stets ähnlich angeordnete und sortierte Warengruppen: Konserven, Trockenprodukte, alles aus der Obst- und Gemüseabteilung, aus dem Kühlregal und aus der Tiefkühltruhe.

Tipp

- Und wenn Sie manches ein wenig genauer wissen möchten – an unseren Infopoints finden Sie Wissenswertes rund um Zutaten, Nährstoffe oder Gesundheitstipps zum Thema.

INFOPOINT

Convenience-Produkt – was ist das eigentlich?

Schon vorbereitete Lebensmittel heißen Convenience-Produkte. Sie sind bequem, so ihre deutsche Übersetzung und versprechen, das Küchenleben zu erleichtern.

Allen diesen Produkten ist gemeinsam, dass mindestens ein Schritt in der Vorbereitung des Lebensmittels nicht mehr im Haushalt gemacht werden muss, sondern bereits vom Anbieter erledigt ist. Geschälte Kartoffeln im Glas, Fertigsalate, Soßen oder frisch gepresster O-Saft zählen genauso dazu wie eine Tiefkühl-Pizza. Im Handel unterscheidet man dabei Produkte, die bereits küchenfertig, garfertig, aufbereitfertig, regenerierfertig oder sogar verzehrfertig sind.

Und es wird immer bequemer: Die Verpackung ist manchmal gleichzeitig auch das Gargeschirr für Herd, Mikrowelle oder Ofen, der Fertigsalat zum Sofort-Snacken gleich mit Besteck im Teller verpackt.

Convenience-Produkte beherrschen das Angebot im Supermarkt und sind in jedem Haushalt anzutreffen. 80 bis 90 Prozent aller Lebensmittel gelangen in einer vorbereiteten Form zu uns.

1 Am Eingang – die Kühltheke mit der Fix-und-fertig-Vitaminbombe

Gesundheitsbewusste, eilige Snacker werden gleich hinter dem Drehkreuz mit einem Renner unter den Frische-Lebensmitteln empfangen: In einer Kühltheke attraktiv präsentiert locken mundgerechte Snacks, meist aus Obst oder Gemüse zusammengestellt: Melonenspieße, exotische Obstcocktails, geschälte Bananen oder frische Erdbeeren mit einer appetitlichen Schokosauce überzogen, kleine Einportions-Salatschüsseln mit einem gesondert verpackten Dressing und einer kleinen, ebenfalls extra umhüllten Gabel, Gemüse-Sticks mit Dip oder gerade gepresste Obstsäfte – alles sieht appetitlich, frisch und auch gesund aus.

Dieses Sortiment stammt in der Regel nicht von der Lebensmittelindustrie, sondern ist vom Handelspersonal geschnitten und verpackt. Die Produkte weisen eine kurze Haltbarkeit auf, meist zwei bis drei Tage.

Und mancherorts ergänzen Händler ihr Snack-to-go-Sortiment auch noch um kleine Warmspeisen, etwa aus der Suppenbar. Eine Mikrowelle zum Erwärmen steht manchmal gleich neben der Selbstbedienungstheke.

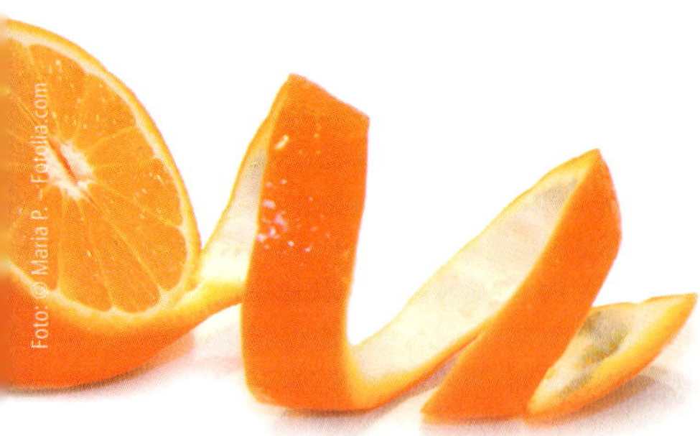

Foto: © Maria P. – Fotolia.com

Gesundheit to go … hat ihren Preis!

Wer bei den frischen Obst-, Gemüse- oder Salatsnacks zugreift, kann sich einer Extraportion an wertvollen Nährstoffen sicher sein. Allerdings muss er dafür deutlich tiefer in die Geldbörse greifen. Die Snacks selbst zuzubereiten, wäre günstiger. Das Waschen der Rohware, das Schneiden, Würzen beziehungsweise Abschmecken – alles das hat schon der Hersteller erledigt. Das hat seinen Preis. Zudem sind die mundgerechten Snacks abfallfrei, hier gibt es keine Schäl- oder Putzverluste mehr. Und oft entfällt auch das Spülen zu Hause – die Verpackung ist der Teller.

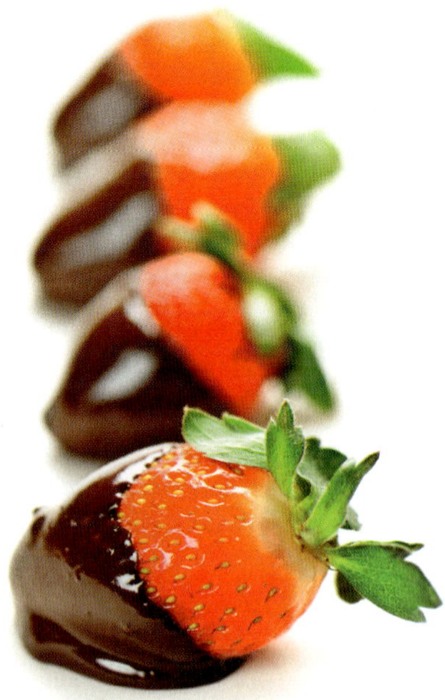

Unser Frische-Tipp

- Kaufen Sie keine Produkte mit beschädigter Verpackung.
- Da die frischen Snacks zu den leicht verderblichen Waren zählen, sind sie mit einem Verbrauchsdatum versehen: „zu verbrauchen bis …" lautet der Hinweis auf der Verpackung. Das Verbrauchsdatum bedeutet, dass das Lebensmittel spätestens dann verzehrt werden soll.
- Bei der Frische dieser Produkte zählt jeder Tag! Denn die Lebensmittel sind sehr empfindlich und nur kurz haltbar.
- Nehmen Sie die Produkte vor dem Kauf unter die Lupe. Einen Frischeverlust erkennen Sie zum Beispiel an Farbveränderungen (etwa gelbliche Salatblätter), an ausgetretenem Fruchtsaft am Packungsboden oder an Formveränderungen bei der Frucht oder dem Gemüse.
- Werden die frischen Snacks nicht sofort verzehrt, sind sie zu Hause im Kühlschrank bei +2 bis +7 Grad Celsius beziehungsweise gemäß den Herstellerangaben kurzfristig zu lagern.

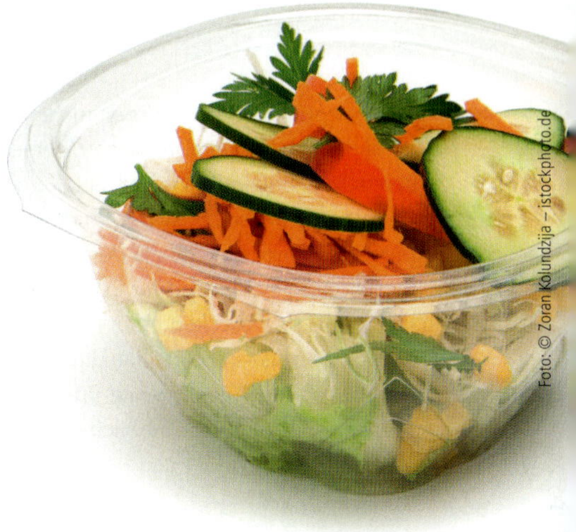

Foto: © Zoran Kolundzija – istockphoto.de

INFOPOINT

Was heißt hier „selbst kochen"?

Eine spannende Frage – sie wird von den Deutschen mittlerweile ganz unterschiedlich beantwortet. Denn Viele verstehen darunter keineswegs mehr das Zubereiten von Speisen aus rohen Lebensmitteln. Kochen – das ist für Viele die Tätigkeit in der Küche, bei der am Ende etwas Verzehrbares herauskommt. Der Vorbereitungsgrad der Lebensmittel spielt dabei eine untergeordnete Rolle. So verstehen 36 Prozent der Bevölkerung unter Selberkochen die selbstständige Zubereitung von Mahlzeiten aus vorbereiteten Frischeprodukten wie vorgeschnittenem Salat oder aus Tiefkühlgemüse. Weitere 31 Prozent schließen auch die Verwendung von Fertigprodukten wie Soßen oder Gemüse aus der Dose mit ein. Und für vier Prozent zählt auch das Erhitzen eines Fertiggerichtes zum „Selberkochen".

2 Frische-Fundus für Eilige – die Obst- und Gemüseabteilung

Stopp – auch wenn Sie für das Kochen nicht viel Zeit haben und diese Frischeabteilung nur wenige vorbereitete Lebensmittel bereithält: Auch hier gibt's einige Vertreter, die sich prima für Eilige eignen. Denn längst nicht alle der frischen Lebensmittel benötigen viel Zeit für Schnippeln, Schälen, Kochen, Abschmecken oder Würzen. Viele Obst- und Gemüsearten machen kaum Arbeit, peppen aber die Convenience-Produkte in Sachen Frische und Vitamine, erheblich auf!

Setzen Sie auf die „schnellen" Gemüsearten

Wenig Energie und viele Nährstoffe – Gemüse ist ein elementarer Bestandteil unserer Ernährung und darf daher in einer schnellen Küche nicht fehlen. Auch wer nur wenig selbst zubereiten möchte oder kann, muss auf frisches Gemüse oder Salat nicht verzichten. Denn viele Arten lassen sich schneller zubereiten als man denkt. Das umständliche Putzen oder Schrubben ist selten nötig. Schnell verarbeiten lassen sich zum Beispiel Gurken, Tomaten, Paprika, Pilze und Zucchini.

Frische-Tipps zu Fresh-Cut-Produkten

- Bei Salatmischungen in Tüten per Handdruck prüfen, ob keine Luft aus der Tüte entweicht. Die Blätter sollten knackig und frisch aussehen und der Beutel darf nicht aufgebläht sein, das wäre ein Hinweis auf eine unerwünschte Gasbildung.
- Achten Sie auf das Verbrauchsdatum: Wählen Sie Produkte, die noch ein paar Tage haltbar sind. Nach Ablauf des Verbrauchsdatums sollten die Produkte nicht mehr verzehrt werden.
- Salat aus der Tüte ist besser als kein Salat. Doch nahe am Verbrauchsdatum sind sie oft stark mit Keimen belastet.
- Aber Achtung: Wurde die Kühlkette nicht eingehalten, sind die Lebensmittel möglicherweise schon vor Ablauf des aufgedruckten Datums nicht mehr einwandfrei.
- Zu Hause sollten die empfindlichen Lebensmittel möglichst bald verzehrt werden: Fresh-Cut-Produkte aus angebrochenen Verpackungen am besten sofort essen.
- Küchenfertige Salate sollen gekühlt transportiert werden und müssen zu Hause auch schnell wieder ins Kühlfach (Kühlkette einhalten).
- Sehr wichtig: Vor dem Verzehr unbedingt die Salate, Keimlinge und Gemüse nochmals waschen (nicht baden)! Immerhin lassen sich damit 90 Prozent aller Keime abspülen. Das gilt auch für Produkte mit einem Hinweis „gewaschen und verzehrfertig".

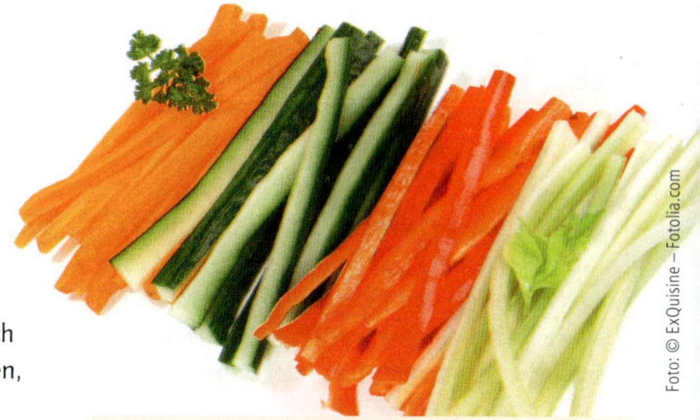

Foto: © ExQuisine – Fotolia.com

Fresh Cut – frisch, verpackt und fast fertig

Fresh Cut – das ist ein Sammelbegriff für „frisch Geschnittenes", also: gekühlte Salatmischungen, kleine verzehrsfertige Gemüse-Sticks oder andere frische Gemüse-Zubereitungen. Sie ergänzen mittlerweile viele Gemüseabteilungen und werden in der Kühltheke in Tüten oder Schalen verpackt angeboten. Salate und Gemüse werden von der Lebensmittelindustrie bearbeitet und unter atmungsaktiven, transparenten Folien oder in Kunststoffbehältern angeboten. Es ist je nach Sorte – richtige Kühlung vorausgesetzt – bis zu sechs Tagen haltbar und kommt ohne Zusatzstoffe aus. Manchmal sind die Lebensmittel unter Schutzgas abgepackt, ein Blick auf das Etikett informiert darüber.

Wichtig zu wissen: Anders als bei tiefgekühlten Lebensmitteln reichen hier die Temperaturen nicht aus, um die Vermehrung unerwünschter Mikroorganismen völlig zu stoppen. So konnten bei Produkten nahe am Verbrauchsdatum oft erheblich erhöhte Keimgehalte nachgewiesen werden. Daher sollten insbesondere immungeschwächte Verbraucher (etwa Ältere oder Kranke) und Schwangere diese Lebensmittel möglichst frisch verzehren.

INFOPOINT

Vorbereitete Lebensmittel = teure Lebensmittel?

Sind Convenience-Produkte nicht teurer als die selbst hergestellten Speisen im Haushalt? Wer ausschließlich die Preise für die Lebensmittel bzw. eingesetzten Rohwaren betrachtet, erhält darauf als Antwort ein eindeutiges Ja. Mit Kartoffeln, frischem Obst und Gemüse, eingekauft in größeren Mengen und möglichst saisonal, kann man sich erheblich günstiger ernähren als mit fix und fertigen Lebensmitteln. Wie viel genau einzusparen ist, das hängt von der Qualitätsstufe bei den frischen, aber auch bei den fertigen Lebensmitteln ab. Denn die Preisspannen sind immens. Eine Portion Kartoffelsuppe aus der Dose kann man ab 50 Cent erhalten – manche Sorten kosten aber im Supermarkt auch bis zu zwei Euro. Und wer sich im Feinkostregal bei Kartoffelsuppen umschaut, findet Portionspreise bis zu vier Euro.

Verbraucher, die nicht nur den Preis der Rohwaren, sondern auch die eigene Arbeitszeit in die Beurteilung zur Preiswürdigkeit mit einbeziehen, bewerten Convenience-Produkte „Preis-werter". Denn das fertige Lebensmittel beinhaltet einen Zeitspareffekt. Zubereiten, Spülen und Reinigen sind weniger zeitaufwändig, denn das hat der Lebensmittelhersteller schon zum großen Teil übernommen.

3 Hier gehts ans Eingemachte:
Gläser und Dosen

Wer auf der Suche nach einem Lebensmittelvorrat für viele Monate, gar Jahre ist, findet in dieser Abteilung Fertiges für jede Tagesmahlzeit: Konserven aller Art. Sie sind in Behältnissen aus Weißblech, Aluminium, Glas oder hitzebeständigem Kunststoff (Polypropylen) erhitzt und gegen Keime der Außenwelt abgeschirmt.

Ein Blick auf das Mindesthaltbarkeitsdatum zeigt, ob das Lebensmittel nur verhältnismäßig kurz bei Zimmertemperatur gelagert werden darf, nämlich sechs Monate. Oder gar bis zu vier Jahre – diese Lebensmittel zählen gemeinhin zur „eisernen Reserve" eines Haushaltsvorrates. Sie heißen „Vollkonserven" und können am längsten bei Zimmertemperatur (unter 20 Grad Celsius) lagern. Möglich macht das eine Hitzebehandlung unter Druck, die etwa einer Einwirkung von 120 Grad Celsius über fünf bis zehn Minuten entspricht. Lebensmittel werden so fast keimfrei (steril). Das bedeutet: Auch die Sporen, die sich sonst später wieder entwickeln könnten, sind hier weitestgehend abgetötet. Das Verfahren wird zum Beispiel für Fertiggerichte in Dosen oder für Fleisch- und Wurstkonserven eingesetzt.

Manche Konserven werden mit einem schonenden Verfahren, nämlich mit Pasteurisation hergestellt. Hier werden Temperaturen zwischen 60 und 90 Grad Celsius angewendet. Die Lebensmittel sind pasteurisiert, damit auch kürzer haltbar. Die meisten Keime sind abgetötet, nicht jedoch möglicherweise enthaltene Sporen und besonders hitzeresistente Bakterien. Vor allem Sauerkonserven und Obst in Gläsern oder Dosen ist nur pasteurisiert, denn der Essig beziehungsweise die Fruchtsäuren hindern die Sporen zusätzlich am Auskeimen.

Was bleibt an Nährstoffen erhalten?

Konserven stehen nicht im Ruf, Vitaminbomben zu sein – aber das stimmt heute so nicht mehr. Wie viele der ursprünglichen Vitamine das „Dosen-Lebensmittel" noch enthält, hängt vor allem von drei Faktoren ab: von der Art des Lebensmittels, von seiner Lagerzeit und ob es in Flüssigkeit lagert oder nicht und ob die Flüssigkeit mitverzehrt wird. Schaut man sich Nährstoffvergleiche zwischen konservierten Lebensmitteln und selbst gekochten Mahlzeiten an, kann man keinen eindeutigen Gewinner feststellen.

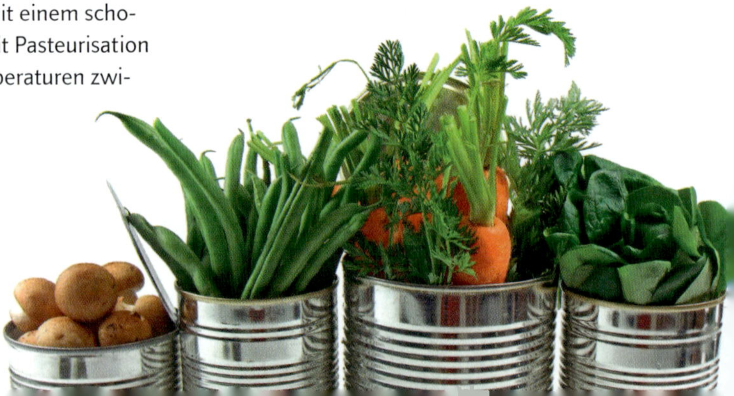

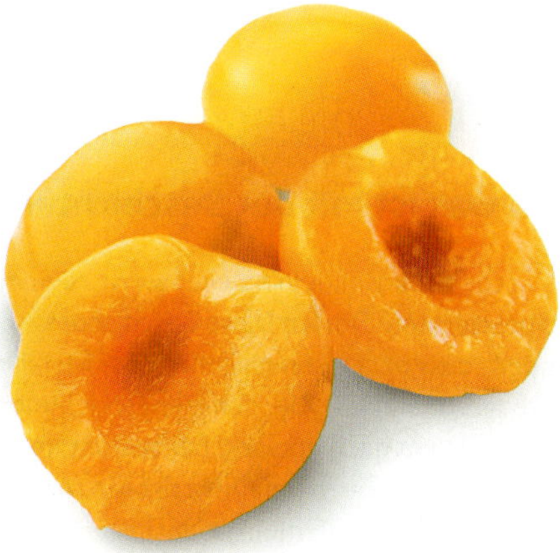

Foto: © Francisco Arara – istockphoto.de

- Bei Obst und Gemüse, das in einem Aufguss lagert, geht zum Beispiel Vitamin C in die Flüssigkeit über oder ist durch den Sterilisierungsprozess im Vergleich zum selbst Gekochten reduziert.

- Der Gehalt an Provitamin A (Carotin) hingegen steigt bei manchen Dosenkonserven im Vergleich zur Frischware an, denn durch den Verarbeitungsprozess wird es in eine Form umgewandelt, die für den Körper besser aufzunehmen ist. Karotten und Grünkohl in Dosen können sich mit ihren Gehalten daher durchaus sehen lassen.

- Die Folsäure, hierzulande häufig ein „Mangelvitamin", kann sogar in einzelnen Dosen-Fertiggerichten in größeren Mengen enthalten sein als in den im Haushalt zubereiteten Speisen. Denn der Lebensmittelindustrie stehen zum einen frischere Rohwaren mit einem höheren Ausgangsgehalt an Folsäure zur Verfügung. Zum anderen wendet sie schonendere Zubereitungsprozesse im Vergleich zu den meist haushaltsüblichen an.

Tipps für zu Hause

- Konserven sind gut in dunklen Vorratskellern/-kammern mit Temperaturen unter 20 Grad Celsius aufgehoben.
- Werden Glaskonserven im Hellen gelagert, können sie beachtlich an Vitaminen verlieren.
- Möglichst die maximale Lagerzeit nicht voll ausschöpfen. Sofern Sie bei lange aufbewahrten Konserven unsicher sind: Durch eine Geruchsprobe lässt sich feststellen, ob der Inhalt noch genießbar ist. Ist die Aufgussflüssigkeit trüb oder riecht sie ungewöhnlich, sollten Sie die Lebensmittel nicht mehr verzehren.
- Die Aufgussflüssigkeit von Konserven steckt voller wertvoller Vitamine und Mineralstoffe. Verwenden Sie deshalb die Flüssigkeit zum Beispiel als Basis für eine Soße möglichst weiter: Schon gegarte Doseninhalte wie Pilze, Mais, Erbsen oder Bohnen nur erwärmen, nie mitkochen. Denn diese Lebensmittel sind aufgrund der industriellen Hitzebehandlung schon gar und müssen nur noch erhitzt werden.
- Lesen Sie bei Fertiggerichten die Zubereitungshinweise gut durch. Temperatur und Erhitzungsdauer sind mit ausschlaggebend für eine gelungene Mahlzeit und einen geringen Nährstoffverlust. Viele sind nur zu erwärmen, nicht nochmals durchzukochen.

Tipp

- Hülsenfrüchte wie Erbsen, Linsen oder Bohnen verdienen es, als pflanzliches, proteinreiches Gemüse öfter im Speisenplan aufzutauchen. Und wer die Flüssigkeit für Eintöpfe, Linsencurrys oder Chiligerichte mitverwendet, nutzt die darin enthaltenen Vitamine.
  Rote Linsen stecken wie alle Hülsenfrüchte voller wertvoller Nährstoffe, etwa Protein oder B-Vitamine. Aber sie haben im Gegensatz zu ihren Verwandten nur eine Kochzeit von rund zehn Minuten!

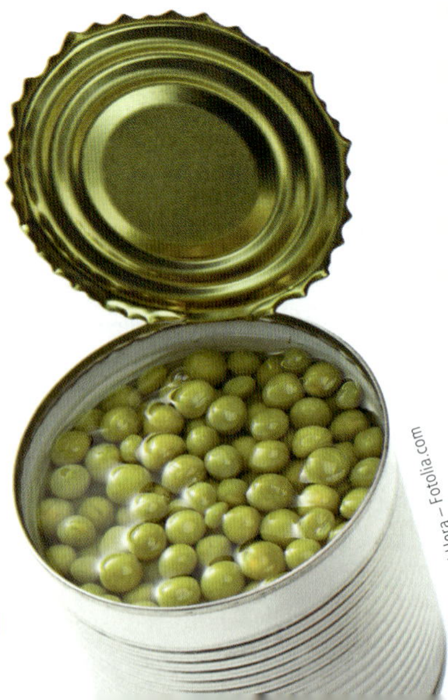

Foto: © Jiri Hera – Fotolia.com

Und was ist mit der Beschichtung?

Deutsche Lebensmittelhersteller verwenden meist vollbeschichtete Dosen. Diese Beschichtung verhindert, dass der Doseninhalt mit dem Metall der Dose reagieren kann. Bei den teilbeschichteten Dosen können die Zinnwerte bei bestimmten Lebensmitteln wie Tomaten, Aprikosen, Ananas oder Fruchtcocktails erheblich ansteigen. Gerade bei leicht sauren Lebensmitteln wie etwa Obstkonserven kann es auch zu Geschmacksveränderungen kommen. Leider ist die Art der Beschichtung von außen nicht zu erkennen.

Tipp

- Nicht sofort verzehrte Lebensmittel aus geöffneten Dosen sollten zur weiteren Aufbewahrung im Kühlschrank in ein anderes Gefäß umgefüllt und abgedeckt werden.
- Der Inhalt beschädigter und stark verbeulter Dosen sollte nicht verwendet werden.

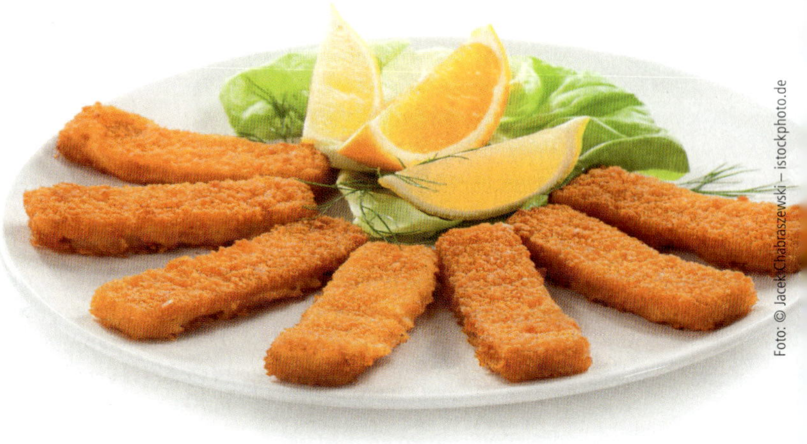

Foto: © Jacek Chabraszewski – istockphoto.de

INFOPOINT

Fertiggerichte – reine Geschmackssache?

Hat's geschmeckt? Das ist letztlich das entscheidende Kriterium. Das wissen Eltern, und das weiß auch die Lebensmittelindustrie. Beide bemühen sich mit ihren Zubereitungen, den Volltreffer zu landen. Eltern können sich ganz individuell auf ihre Kinder einstellen, die Industrie muss den Geschmack der großen Masse treffen.

Ob uns etwas schmeckt, das bestimmen keinesfalls nur die Sinneszellen im Mund, auf der Zunge, in Nase, Auge und Ohr. Sondern wir mögen das, was wir kennen und was wir gewöhnt sind.

Geschmackserziehung funktioniert damit eigentlich nach einem sehr schlichten Schema: Kinder sollten möglichst frühzeitig viele frische Lebensmittel kennenlernen, die Vielfalt ausprobieren. Um Geschmacksnuancen zu erkennen und schätzen zu lernen, sollte der natürliche Geschmack nicht übertüncht werden: etwa mit Zucker, Salz oder, wie zum Beispiel in Ketchup, mit beidem gleichzeitig.

Und was hat das mit Fertiggerichten zu tun? Sie sind oft sehr fetthaltig, außerdem entweder ziemlich salzig oder ziemlich süß. Die Geschmacksverstärker betonen den Eigengeschmack noch mehr, und auch aus der Aromenpalette wird oft voll geschöpft. Alles das betont den Geschmack, wobei Fett der Aromaträger Nummer eins ist! Je früher und je intensiver wir mit Fertiggerichten aufwachsen, desto mehr mögen wir sie. Und umso weniger mögen und vermissen wir die natürlichen Aromen unserer Lebensmittel: von frischem Dill, von einem Quark mit wirklich frischen Erdbeeren, von frischem, geschmortem Wirsingkohl, von einem Schokoladenkuchen mit Kakaopulver, oder von einer dampfenden aromatischen Gemüsesuppe, aus der wir einen ganzen Gemüsegarten herausschmecken.

Fertigprodukte sind eine tolle Sache – zum Zeitsparen, zur Vorratshaltung, um mal ein bisschen mehr Spontanität zuzulassen. Sie fast ausschließlich zu verwenden hieße, die Geschmackserziehung unserer Kinder aus der Hand zu geben und sie damit ihrer künftigen Esskultur zu berauben.

4 Ab in die Tüte:
Grießbrei, Suppe, Kuchen und Trockenprodukte

Viele Regalmeter für Trockenprodukte mit den unterschiedlichsten Lebensmittelzubereitungen zeigen: Essen aus der Tüte hat seine Fans. Hier gibt's nahezu für jede Mahlzeit eine fast fertige Lösung, angefangen von Bratkartoffeln, Eintopf, Bratensoße über den Reisbrei bis hin zur Kuchenfertigmischung.

So unterschiedlich diese Gerichte im Endzustand auch sein mögen, ihnen allen ist gemeinsam: Sie sind noch nicht ganz fertig und brauchen zu Hause ein bisschen „Eigenfertigung“. Und lassen damit oft auch den Schuss Kreativität zu, den man bei allem Zeitnotstand dann doch noch gerne hätte.

Die Zubereitungen sind durch Trocknung haltbar gemacht. Denn mit dem Wasser entzieht man den Mikroorganismen auch gleichzeitig die Lebensbasis.

Die Lebensmittelindustrie wendet unterschiedliche Trocknungsverfahren an. Manche sind schonend für die wertvollen Inhaltsstoffe (etwa die Gefriertrocknung zur Herstellung von Kaffeepulver oder Gewürzen). Bei anderen Verfahren treten deutliche Veränderungen bis zum Endprodukt auf. So können der Geschmack oder der Gehalt an hitze- und/oder sauerstoffempfindlichen Vitaminen verändert sein, etwa bei der Trocknung eines Lebensmittels über heiße Walzen. Kartoffel- oder Tomatenpüree werden so hergestellt.

Was ist in der Tüte drin – wirklich Tomatencremesuppe ohne Wasser?

Einem fertigen Lebensmittel nur das Wasser entziehen, den Rest in die Tüte packen und später wieder Wasser zufügen – das würde schief gehen. In vielerlei Hinsicht: Das Pulver würde verklumpen und sich später nicht mehr verarbeiten lassen, die Inhaltsstoffe würden vielleicht oxidieren oder ranzig werden. Auch geschmacklich ist das Produkt durch den Trocknungsprozess verändert, bei dem auch natürliche Aromen entweichen. Die Lebensmittelhersteller fügen daher der getrockneten Variante Stoffe hinzu, die Geschmack, Farbe und die Verarbeitungsfähigkeit im Haushalt beeinflussen. Diese Stoffe findet der Verbraucher im Zutatenverzeichnis hinter dem Wort „Zutaten“, wobei es sich auch um Zusatzstoffe handeln kann. Häufig vertreten sind hier etwa Stoffe, die die Rieselfähigkeit des Produktes erhalten, auch Antioxidantien wie etwa Schwefeldioxid in Trockenkartoffelerzeugnissen oder wie die „Ascorbate“, hinter denen sich ein Salz der Ascorbinsäure (Vitamin C) verbirgt. Diese Stoffe sind bei einer ausgewogenen Ernährung gesundheitlich nicht bedenklich. Ihre Verwendung ist gut untersucht und durch EU-Gesetze geregelt.

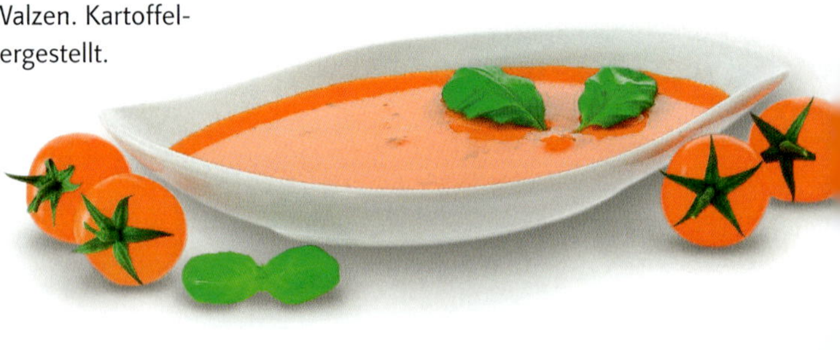

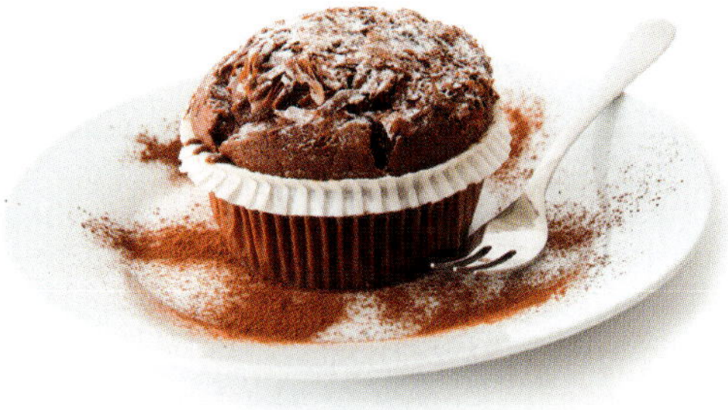

Foto: © womue – Fotolia.com

Und wie viel „Lebensmittel" finde ich im Trockenprodukt?

Die Frage stellt sich unweigerlich bei Packungen, die das natürliche oder zubereitete Lebensmittel nur abbilden, aber das eigentliche Produkt durch eine blickdichte Verpackung nicht zeigen. Wie viel Spargel enthält zum Beispiel eine „Spargelcremesuppe" aus der Tüte? Das muss auf dem Etikett stehen: Wenn im Namen eines Produktes ein Lebensmittel genannt ist, dann steht auf der Verpackung unter „Zutaten" der prozentuale Anteil hinter dem namensgebenden Bestandteil. Beispiel: Eine Tomatencremesuppe muss unter „Zutaten" über den Gehalt an Tomaten informieren; der Milchreis aus der Tüte über den Gehalt an Reis. Die Gewichtsanteile sind oft recht gering – das liegt allerdings auch daran, dass dem ursprünglichen Lebensmittel Wasser entzogen wurde. Und gerade bei Gemüse ist der Wassergehalt ja recht hoch, oft um die 90 Prozent.

Der große Rest unter „Zutaten" entfällt auf Inhaltsstoffe, die erst ein Trockenprodukt ermöglichen und zum Beispiel Geschmack und Bindung hineinbringen. Gewürze, Zucker, Stärke oder Verdickungsmittel gehören dazu. Manche dieser Vertreter, etwa die Verdickungsmittel, zählen zur großen Gruppe der Zusatzstoffe.

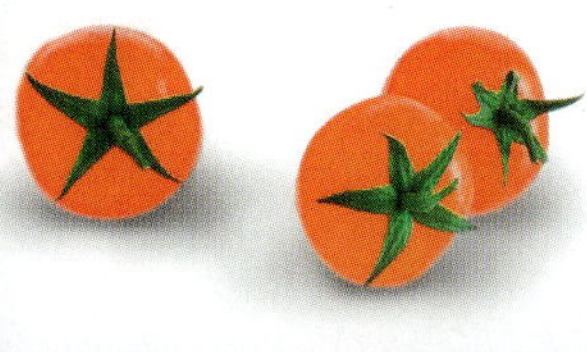

Tipp: Gesundheitswert zu Hause aufpeppen

Ob das Lebensmittel einen Beitrag zur vollwertigen Ernährung leistet, hängt im Wesentlichen davon ab, was wir zu Hause noch hinzufügen. Wer nach dem Motto „viel Frisches, wenig Fettes" vorgeht, ist da auf der vollwertigen Seite. Einige Beispiele:

- Suppen oder Soßen sollen laut Herstellerangabe mit Sahne oder Crème Fraiche zubereitet oder verfeinert werden? Mit Milch gelingt's auch!
- Reisbrei oder andere süße Speisen aus der Tüte erhalten durch die Zugabe von frischen Früchten einen Vitamin-Kick.
- Trockensuppen lassen sich prima durch die Zugabe von frischen Gemüsen oder Kräutern ergänzen. Zur Tomatencremesuppe passt eine Handvoll gewürfelte Tomaten, auch frische oder tiefgekühlte Kräuter wie Basilikum.

Richtig ist aber auch: Manchmal ist das Produkt aus der Tüte nicht unbedingt vitaminärmer als das selbst gekochte zu Hause. Das schnelle Püree aus Kartoffelpulver kann durchaus mehr Vitamin C enthalten als ein selbst gemachter Brei aus schon fast verkeimten Kartoffeln.

Ab in die Tüte: Grießbrei, Suppe, Kuchen und Trockenprodukte

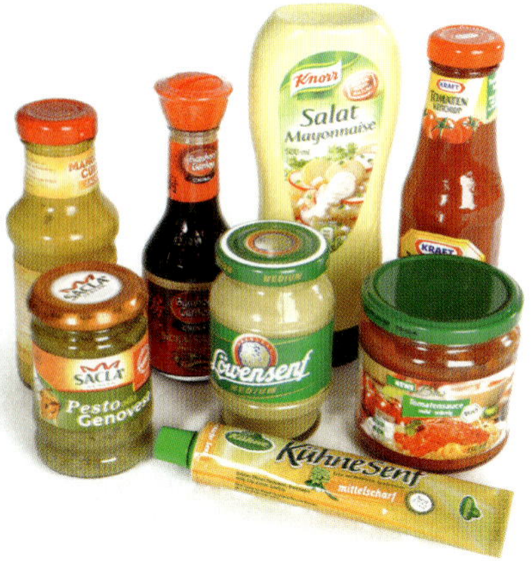

Foto: © aid Infodienst e. V., P. Meyer – aid Bildarchiv

Ohne Geschmacksverstärker? Geht auch

Geschmacksverstärker sind Stoffe, die den Geschmack von Speisen verstärken, selbst aber über keinen oder über nur wenig Eigengeschmack verfügen. Manche Trockenprodukte kommen grundsätzlich ohne sie aus, zum Beispiel die süßen Zubereitungen wie Kuchenfertigmischungen oder Brei-Produkte. Die vielen würzigen, bequemen Vorbereitungen rund um den Mittagstisch, etwa Soßen, Suppen, Brühen und Fertiggerichte in Konserven oder Tüten werden heute sowohl ohne als auch mit Geschmacksverstärkern angeboten. Bekannt sind insbesondere die Glutamate, die entweder als Zusatzstoff (E 621 bis E 625) zugesetzt werden und dann auf das Etikett gehören. Aber auch Hefeextrakte, die Glutamat enthalten, sorgen für einen würzigfleischigen Geschmack. Neben den Glutamaten zählen auch Inosinat und Gyanylat zur Gruppe der Geschmacksverstärker. Die mit Fertigprodukten aufgenommenen Mengen an Glutamat sind gesundheitlich nicht bedenklich. Frühere Berichte über durch diesen Stoff hervorgerufene Unverträglichkeiten konnten in wissenschaftlichen Studien nicht bestätigt werden.

INFOPOINT

Convenience und Bio – geht das zusammen?

Steht Bio nicht für natürliche Lebensmittel? Sind damit Convenience-Produkte in Bioqualität nicht ein Widerspruch in sich? Sicher tut sich mancher schwer mit dem Gedanken, dass eine Tütensuppe ein Bioprodukt sein kann.

Doch auch Verbraucher, die ökologisch erzeugte Lebensmittel kaufen, schätzen den Faktor Bequemlichkeit in der Küche mal mehr, mal weniger. Für fast jeden ist der Spagat zwischen Beruf, Freizeit und Familie heute ein Problem.

Öko-Convenience-Produkte unterliegen denselben gesetzlichen Regeln wie auch Bio-Lebensmittel (etwa Milch, Brot oder Gemüse). Convenience-Produkte, die mit dem Zusatz „Bio" oder „Öko" gekennzeichnet sind, müssen mindestens zu 95 Prozent Zutaten aus ökologischer Erzeugung enthalten. Und die restlichen Zutaten dürfen auch nur unter bestimmten Bedingungen aus dem konventionellen Anbau stammen.

Außerdem gelten für die Bio-Fertigprodukte noch strengere Vorgaben für die Verarbeitung.

- Hersteller dürfen für herkömmliche Fertigprodukte weit über 300 zugelassene Zusatzstoffe einsetzen. Für Bio-Fertigprodukte ist nur rund ein Zehntel davon zulässig; die genauen Zahlen variieren je nach Ökoverband (Beispiel: In Demeter-Verarbeitungsprodukten sind nur 13 Zusatzstoffe zugelassen).
- Die Hersteller von Öko-Convenience-Produkten dürfen keine gentechnisch veränderten Zutaten verwenden.
- Auch die Bestrahlung von Lebensmitteln ist verboten.

Bio – unterschiedliche Auswahl bei den Fertigprodukten

Wer auf der Suche nach Convenience-Produkten aus ökologischer Herstellung ist, findet in machen Warengruppen mehr, in einigen weniger Auswahl. Nahezu jeder Supermarkt bietet mittlerweile bei den Tiefkühlprodukten und den Konserven viele Bio-Produkte an. Fertiggerichte, Gemüse, Gemüsemischungen, Eintöpfe oder auch Würstchen oder Wurstwaren im Glas sind in der Biovariante vorhanden.

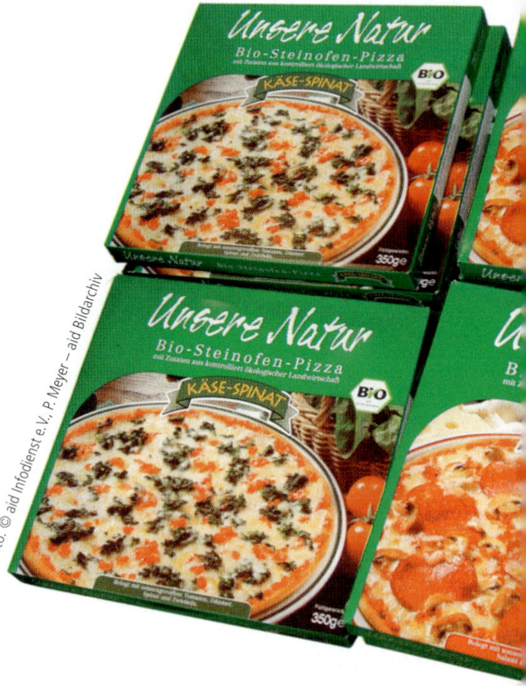

Foto: © aid Infodienst e.V., P. Meyer – aid Bildarchiv

Vor allem für unsere Jüngsten, für Säuglinge und Kleinkinder gibt es Gläschenbrei, Haferflocken für die eigene Breizubereitung oder auch Säuglingsmilch aus ökologischer Herstellung. Fertige Bio-Produkte sind ebenso wie die Frische-Produkte aus Bio-Herstellung gekennzeichnet:

Sie enthalten im Minimum eine Codenummer und/oder einen Hinweis auf die zuständige Kontrollstelle nach dem Muster DE-OXX-Öko-Kontrollstelle. X steht dabei für eine Ziffer. Außerdem dürfen die Waren den Hinweis „Ökologische Agrarwirtschaft – EG-Kontrollsystem" tragen.

Da diese Angaben nicht immer auf den ersten Blick zu finden sind, signalisiert darüber hinaus eine Reihe von Logos, Verbandszeichen oder Eigenmarken: Hier ist Bio oder Öko drin.

EU-Bio-Logo

Bio nach EG-Öko-Verordnung

deutsches Bio-Siegel

Eines der am häufigsten verwendeten Siegel ist das freiwillige deutsche Bio-Siegel. Das EU-Siegel ökologischer Anbau ist dagegen verpflichtend für Produkte, die nach den Anforderungen der EG-Öko-Verordnung produziert werden.

5 Kühlkost –
Alles ganz schön frisch hier

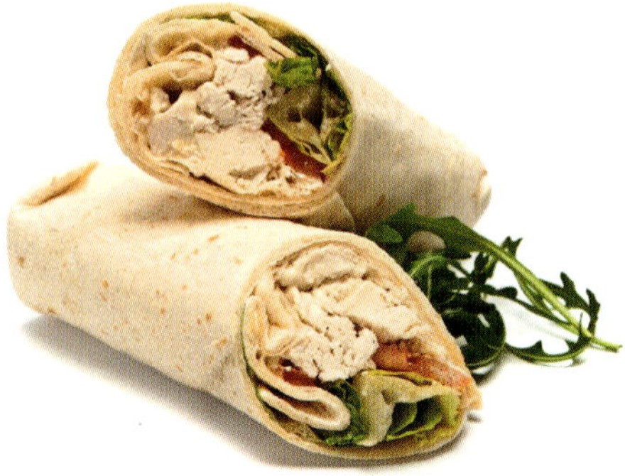

Heute mal das Mittagessen aus dem Kühlregal? Hier gibts längst mehr als nur Wurst, Käse und Milchprodukte. Mittlerweile bieten Supermärkte oft Hunderte an gekühlten Speisen zur Auswahl an: Wraps, Currywurst mit Brötchen, Pasta aller Art, Pizza, Suppen, Teig- und Kartoffelprodukte, Reisgerichte, Salate, Käsekuchen, Gemüsekuchen – alles frisch und fertig, fast immer sichtbar verpackt. Diese Artikel sind in den letzten Jahren der große Gewinner beim Verbraucher. Denn sie versprechen sichtbare Frische bei einfacher Zubereitung.

Diese Lebensmittel heißen „Chilled Food", auf Deutsch: gekühlte Speisen (Kühlkost). Ihnen allen gemeinsam ist: Sie benötigen eine Kühlung, sind von begrenzter Haltbarkeit, manche nur drei Tage, manche bis zu 35 Tagen. Sie weisen einen sehr unterschiedlichen Zubereitungsgrad auf. Vieles ist schon fix und fertig zum sofortigen Verzehr. Und anderes lässt sich im Handumdrehen zu Hause erwärmen oder zu Ende garen.

Stichwort Schutzatmosphäre

- Viele in Folien verpackte Lebensmittel sind heute unter Schutzatmosphäre verpackt: Obst, Gemüse, Brot, Backwaren, Fleisch, Geflügel, Wurstwaren oder Salatmischungen zählen dazu. Je nach Art des Lebensmittels und dessen Atmungsaktivität nach der Ernte wird ein unterschiedliches Gemisch aus Kohlendioxid und Stickstoff zugesetzt. Bei Fleisch wird zusätzlich Sauerstoff beigemischt. Aber auch frisches Obst und Gemüse benötigt etwas Sauerstoff. Diese natürlichen Bestandteile unserer Atemluft sind unschädlich und verzögern den Reifungsprozess nach der Ernte sowie den weiteren Nährstoffabbau.

Kühlkost = frisch gekocht?

Die Gerichte sind in speziellen Industrieunternehmen nach einem besonderen Verfahren hergestellt, dem Cook and Chill-Verfahren. Die Lebensmittel werden vorbereitet, gewürzt, portioniert, gegart und anschließend in Schnellkühlern sehr zügig auf zwei bis drei Grad Celsius abgekühlt. So hält sich ein Gericht meist bis zu fünf Tagen. Die Haltbarkeit verlängern manche Anbieter durch eine Vakuumverpackung, durch eine Schutzatmosphäre in der Verpackung oder durch zusätzliches Pasteurisieren (also eine kurze Erhitzung).

Ganz wichtig für den Erhalt der Frische ist eine durchgehende Kühlkette. Bis zum Kühlregal müssen Hersteller und Händler dafür sorgen, vom Kühlregal bis nach Hause müssen Verbraucher darauf achten, dass die Kühlung erhalten bleibt.

Was ist mit Zusatzstoffen?

Konservierungsmittel sind in Kühlkost zwar nicht enthalten, doch ganz ohne Zusatzstoffe kommen Chilled-Food-Produkte oft nicht aus. Zum einen beinhalten sie die Stoffe, die schon dem ursprünglichen Lebensmittel zugesetzt wurden, etwa das Diphosphat bei einer Bratwurst (als „Phosphat" gekennzeichnet). Die Hersteller fügen je nach Rezeptur noch weitere Zusatzstoffe hinzu: Dazu zählen zum Beispiel Verdickungsmittel oder Säuerungsmittel.

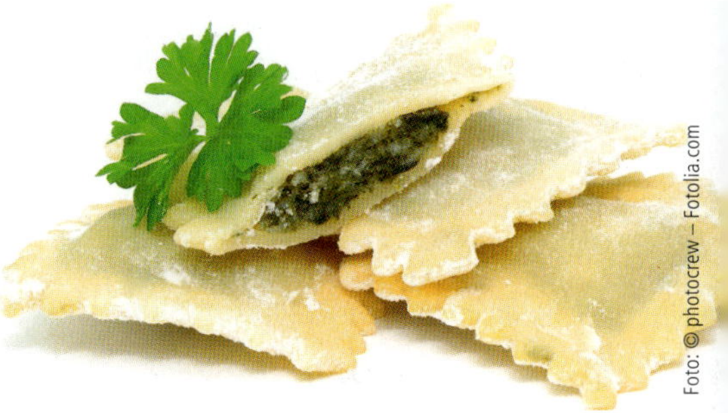

Foto: © photocrew – Fotolia.com

Tipps für zu Hause

- Transportieren Sie Chilled Food kühl, möglichst in einer Kühltasche, und schnell nach Hause.
- Achten Sie zu Hause auf eine hinreichend kühle Lagerung gemäß den Angaben des Herstellers. Viele Kühlschränke weisen nicht die erforderliche Temperatur auf und müssen kälter eingestellt werden.
- Chilled Food, das Frischei, Geflügel oder Fisch enthält, sollte bei höchstens vier Grad Celsius lagern.
- Fertige Käseraspel sind ebenfalls sehr empfindlich – deshalb diese höchstens bei vier bis sechs Grad Celsius lagern.
- Verzehren Sie die Produkte möglichst bald nach dem Kauf.
- Die Gerichte nur kurz entsprechend der Hinweise erwärmen. Denn manche Lebensmittel sind bereits vollends durchgegart, andere zu etwa 90 Prozent vorgegart. Ein Übergaren führt zu höheren Vitamin- und Geschmacksverlusten.
- Manche Verpackungen sind nur für das Wasserbad oder den Backofen geeignet, andere wiederum nur für die Mikrowelle oder aber für Backofen und Mikrowelle.

Ein Gang durch den Supermarkt …

Kühlkost – Alles ganz schön frisch hier

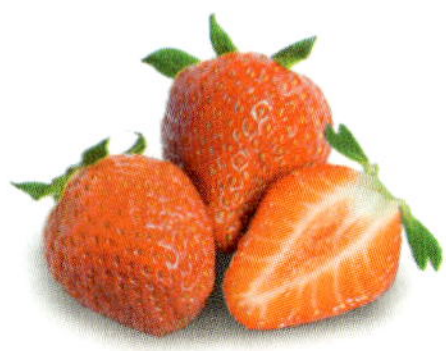

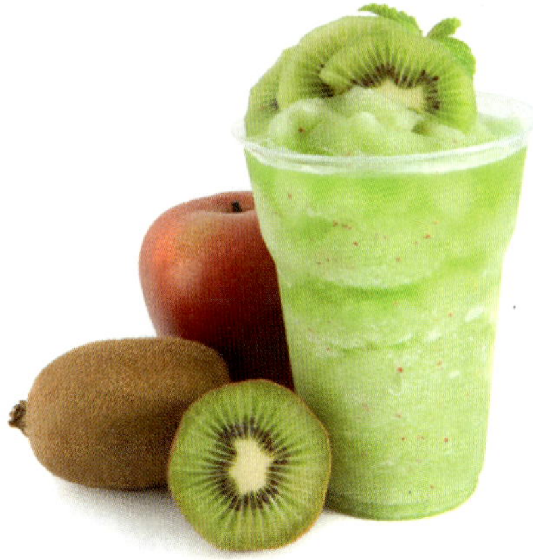

Foto links: © Zbigniew Janusz Koby – Fotolia.com
Foto rechts: © Tanatat Ariyapinyo – istockphoto.de

INFOPOINT

Gekühltes Obst zum Trinken – Smoothies

Flüssiges Obst und Gemüse aus der Flasche, dazu das Versprechen „entspricht der empfohlenen Tagesration": Das klingt sehr bequem und sehr gesund. Stimmt das auch?

Wie bei allen vorgefertigten Lebensmitteln: Es gibt große Qualitätsunterschiede. Da die Literpreise immerhin fünf oder sechs Euro betragen können, sollten die Produkte möglichst hohe Anteile von „ganzem" Obst oder Gemüse aufweisen. Eine mögliche Orientierung bietet das Logo „5-am-Tag". Smoothies erhalten diese Auszeichnung, wenn sie bestimmte Qualitätskriterien aufweisen. Sie dürfen zum Beispiel nur maximal zur Hälfte aus Saft und müssen mindestens zur Hälfte aus Fruchtmark, Fruchtpüree oder stückigen Bestandteilen bestehen. Nicht erlaubt ist außerdem der Zusatz von Zucker, Zusatzstoffen und isolierten Nährstoffen, etwa Mineralstoffe oder Vitamine.

Für manche Verbraucher stellen Smoothies durchaus einen wertvollen Beitrag im täglichen Speiseplan dar. So etwa für Menschen mit Kau- und Schluckstörungen, bei denen Smoothies eine hilfreiche Ergänzung zu frischem Obst und Gemüse sein können. Und prinzipiell kann eine Portion eines „guten" Smoothies (etwa 200 bis 250 Milliliter) gelegentlich bis zu zwei Portionen Obst oder Gemüse pro Tag ersetzen. Doch frisches Obst und Gemüse hat Vorteile, die sich nicht in die Smoothie-Flasche packen lassen: Apfel, Tomate und Co. sättigen besser, auch durch den Ballaststoffgehalt. Sie enthalten mehr an den wertvollen sekundären Pflanzenstoffen und besitzen eine geringere Energiedichte.

Und die Vielfalt mit dem sortentypischen Geruch, Geschmack und dem Kauerlebnis bietet nur die echte Frucht – das ist gerade für Kinder wertvoll.

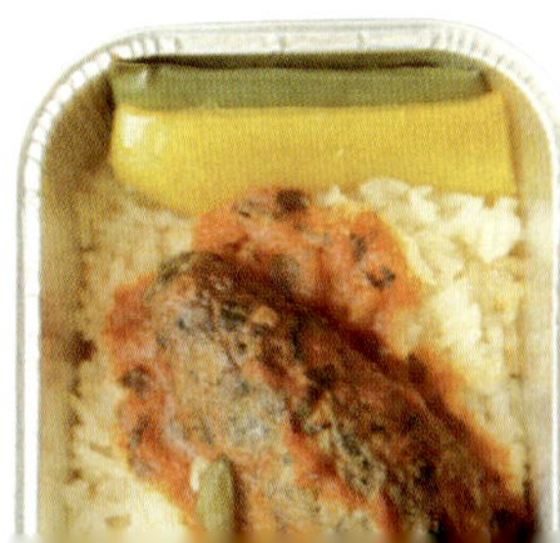

Unter Dampf und Druck: Mit Verpackung ab in die Mikrowelle

Fertiggerichte verpackt im Beutel oder in einer Schale, daran ein Druckventil zum Dampfablassen: So sehen ganz bequeme Lebensmittelangebote für das Garen in der Mikrowelle aus.

Die fertigen Speisen müssen zum Kochen nicht mehr umgefüllt werden, denn die Verpackung ist das Gargeschirr für die Mikrowelle. Außerdem gart hier ähnlich wie in einem Dampfgargerät (Dampfdrucktopf) alles im eigenen Saft, das lebensmitteleigene Aroma kann nicht entweichen. Beim Garen in der Mikrowelle entstehen im Beutel oder in der Schale hohe Temperaturen und ein minimaler Überdruck. Ein in die Verpackung eingebautes Ventil baut den Überdruck ab, indem hier gezielt je nach Lebensmittel und Gardauer Druck beziehungsweise Wasserdampf entweichen kann. Das ermöglicht auch eine konstante Kochtemperatur. Ein weiterer Vorteil: das Austrocknen der Speisen in der Mikrowelle kann dadurch wirksam verhindert werden.

INFOPOINT

Kids und (ihre) Fertiggerichte

Pizza, Nudel- und Reisgerichte sowie fertige, salzig-würzig belegte Baguettes sind bei Kindern beliebte Fertiggerichte. Doch sie liegen nach einer Studie des Forschungsinstituts für Kinderernährung Dortmund (FKE) im Energiegehalt zum Teil deutlich über dem, was gut tut. Fertige Suppen beziehungsweise Eintöpfe hingegen, die Kinder auch gerne essen, sehen die Wissenschaftler im grünen Bereich. So kann ein Baguette das Fünffache an Kalorien im Vergleich zu einer Portion Fertigeintopf haben.

Auch bei den Zusatz- und Aromenstoffen der Fertiggerichte ist nicht alles im Lot: Immerhin war jede fünfte Zutat bei den Fertiggerichten auf Kindertellern ein Zusatzstoff, meist waren Geschmacksverstärker im Spiel. Diese mögen zwar keine gesundheitsbedenklichen Auswirkungen haben. Aber sie prägen die Geschmacksvorlieben früh in Richtung „salzig-würzig" mit dem bekannten Einheitsgeschmack. Kindern fällt es erfahrungsgemäß schwer, sich später auf frische Lebensmittel mit ihren milderen, aber vielfältigeren Geschmacksnuancen einzulassen. Auch deshalb gibt das FKE folgenden Tipp:

Eltern sollten Fertiggerichte für Kinder immer mit Gemüse, Salat oder Rohkost ergänzen, und zum Nachtisch frisches Obst anbieten.

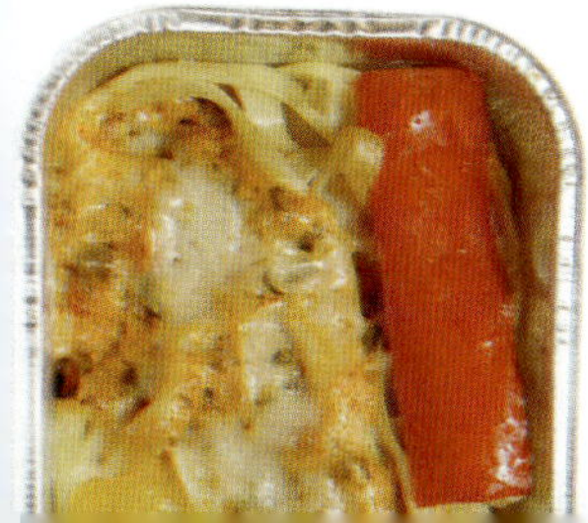

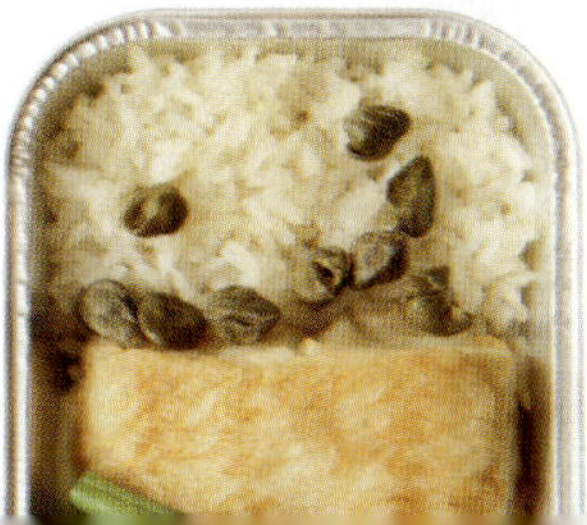

6 Tiefkühlkost – der Renner unter den Convenience-Produkten

Fertiggerichte, Gemüse, Pizzen und Backwaren aus dem Tiefkühlfach – sie zählen seit Jahren mit zu den beliebtesten fertigen Produkten. Immerhin 40 Kilogramm Tiefkühlkost verzehrt der Bundesbürger mittlerweile pro Jahr im Durchschnitt.

Tiefkühlprodukte sind die am nährstoffschonendsten konservierten Lebensmittel: Die teilweise lange Haltbarkeit (bis zu einem Jahr bei rohem, ungewürztem Gemüse) bewirkt allein die Temperatur von mindestens -18 Grad Celsius. Die tiefgekühlten Fertigprodukte kommen daher auch ohne Konservierungsstoffe aus. Die tiefen Temperaturen und das schnelle Verarbeiten und Einfrieren direkt nach der Ernte bewirken einen Stopp der Keimvermehrung.

Tiefkühlgemüse – frischwertig und vitaminhaltig

Vor allem Obst und Gemüse aus dem Tiefkühlvorrat haben einen vergleichsweise hohen Vitamingehalt. Besser fährt nur, wer selbst im eigenen Garten ernten kann – und das auch nur am Erntetag. Danach liegen die Früchte und Gemüse aus dem Tiefkühllager eindeutig vorne, auch gegenüber den Vertretern aus der „Frische-Abteilung".

Das Geheimnis der vergleichsweise hohen Gehalte liegt in der sehr schnellen Verarbeitung. Gemüse verschwindet meist schon zwei bis drei Stunden nach der Ernte im Gefrierlager – geputzt, geschnitten, gewaschen und blanchiert.

Wer also seinen Obst- und Gemüsebedarf aus dem Tiefkühlfach deckt, macht unter rein gesundheitlichen Aspekten schon vieles richtig.

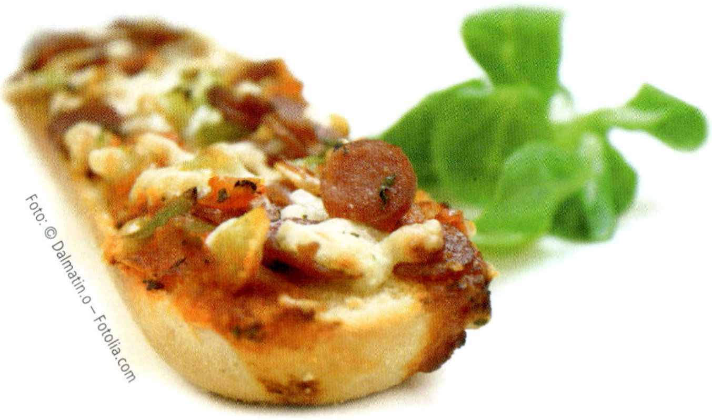

Foto: © Dalmatin.o – Fotolia.com

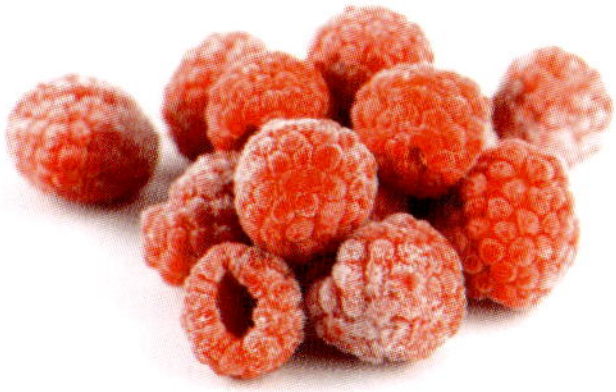

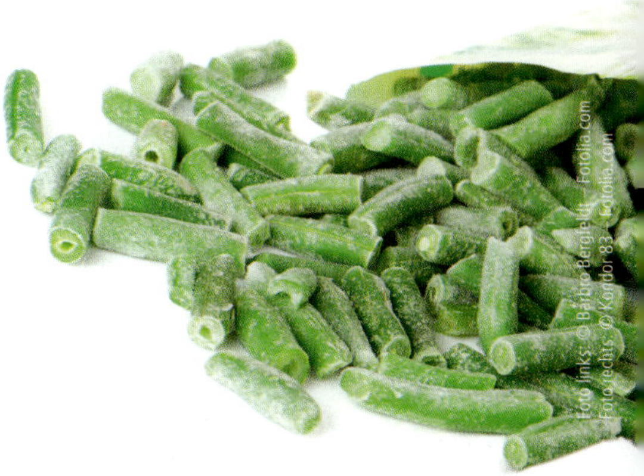

Tipps rund um Tiefgekühltes für zu Hause

- Die Kühlkette auf dem Nachhauseweg nicht unterbrechen: Tiefkühlkost am besten in Isolierbeuteln transportieren und zu Hause so schnell wie möglich tiefkühllagern.
- Aufgetaut im Kühlschrank dürfen die meisten Tiefkühlprodukte nur sehr kurze Zeit lagern – manche, wie rohes Geflügelfleisch nur einen Tag! Deshalb: Verpackungshinweise zur Lagerzeit beachten!
- Das gilt auch für die monatelange Lagerung im Tiefkühlschrank: auch hier unbedingt das Mindesthaltbarkeitsdatum beachten!
- Um seine Vorräte mit den unterschiedlichen Restlagerzeiten im Blick zu behalten, den Tiefkühlschrank regelmäßig aufräumen. Eine Bestandsliste hilft den Überblick zu behalten.
- Zum Zubereiten Obst und Gemüse zu Hause ohne vorheriges Auftauen direkt verarbeiten – das erhält die Nährstoffe und die Konsistenz besser als vorheriges Auftauen bei Zimmertemperatur.
- Tiefkühlgemüse ist bereits blanchiert (kurz erhitzt und wieder abgekühlt). Deshalb reichen hier wesentlich kürzere Garzeiten als bei frischem Gemüse.
- Die Lebensmittel möglichst schonend zubereiten, also mit möglichst wenig Wasser dünsten oder dämpfen.
- Kleinere Fleischstücke können ohne vorheriges Auftauen sofort zubereitet werden.
- Größere Fleischportionen, auch ganzes Geflügel, sollte vor der Zubereitung abgedeckt in einem Gefäß auftauen – am besten im Kühlschrank. Das spart Energiekosten, ist gut für den Vitamingehalt und bremst das Keimwachstum auf der Oberfläche!
- Auftauwasser von Fleisch und Geflügel in den Ausguss kippen und das Becken anschließend mit heißem Wasser ausspülen. Ebenso alle Küchengeräte reinigen und die Hände sorgfältig waschen.

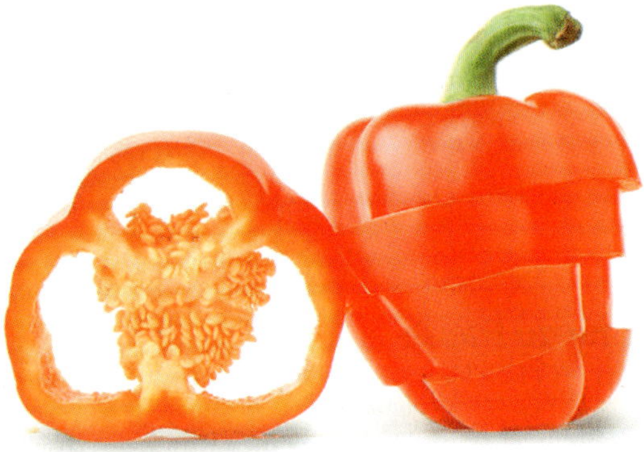

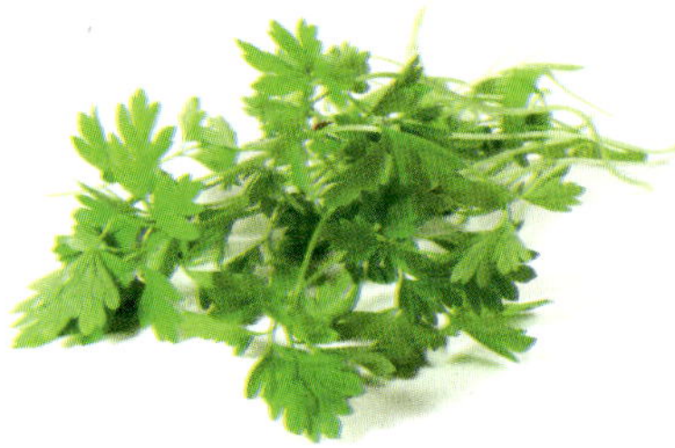

Foto links: © alenavlad– istockphoto.de

Gesundheitstipps rund um Tiefkühlkost

- Gleich ob Pizza, Baguette oder Auflauf aus der Tiefkühltruhe: Viele fertige Speisen können einen Schuss mehr Gemüse mit seinen wertvollen Inhaltsstoffen gut vertragen. Eine Handvoll frisch geschnittener Paprika oder ein paar Tomatenscheiben peppen das Fertiggericht prima auf!
- Aber auch anders herum gilt: In der Tiefkühlabteilung finden sich viele Lebensmittel, die anderen fertigen Gerichten einen Vitaminkick verpassen können und damit die Vorratsfächer eiliger Köche prima ergänzen. Tiefgekühltes Suppengemüse, sortierte Gemüsearten wie Lauch, Erbsen, Möhren, Brokkoli (sehr kurze Garzeiten!) oder auch Tiefkühlkräuter können anderen Lebensmitteln, etwa Fertigsuppen aus Tüten oder Dosen viele wertgebende Inhaltsstoffe und zusätzlichen Geschmack geben.
- Nicht gewürzte Tiefkühlkost enthält keine Zusatzstoffe. Anders sieht das bei fertigen Speisen aus: Manche Hersteller bereiten ihre tiefgekühlten Speisen mit, manche ohne Zusatzstoffe zu. Ein Blick auf die Verpackung zeigt das sehr schnell.
- Übrigens: Hersteller schlagen oft Rezepte zur Geschmacksverbesserung vor – da gilt es Maß zu halten bei leckeren, aber kalorienreichen Zugaben wie Sahne, Mascarpone oder Käse.

INFOPOINT

Was ist hier eigentlich (noch) frisch?

Frische kann aus Expertensicht zweierlei sein: zum einen das frisch geerntete Gemüse oder Obst, das frisch gelegte Ei und so weiter, das nicht haltbar gemacht wurde. Genau das verstehen auch die meisten Verbraucher darunter: Das ursprüngliche Lebensmittel ist zu erkennen und nicht bearbeitet.

Andere meinen mit „frisch" eher „frischwertig": Die Inhaltsstoffe des Lebensmittels kurz nach der Ernte sind noch vorhanden. Und das, obwohl es vielleicht Tage, Wochen oder Monate alt ist. Tiefkühlgemüse zum Beispiel sind ohne Frage Convenience-Produkte – geputzt, gewaschen, blanchiert und tiefgefroren. Da aber die inneren Werte – etwa Vitamine, natürliche Farb- und Aromastoffe – direkt nach der Ernte in einen Kälteschlaf überführt werden, bleibt alles (fast) wie unmittelbar nach der Ernte. Frisch geerntet ist die Ware nicht, und auch nicht unverarbeitet. Aber frischwertig allemal.

Und was ist bei Fertigprodukten mit dem Slogan: „Wie frisch gekocht" zu halten? Das kommt darauf an: Gerichte aus der Kühltheke wurden direkt nach dem Kochen in speziellen Schnellkühlern zügig abgekühlt und durchgehend bei zwei bis drei Grad Celsius gelagert. Das wirkt sich positiv auf Geschmack und Vitamingehalt aus. Sie können damit in Sache „Frische" meist mit selbst gekochten Gerichten gut mithalten. Erst recht, wenn die zu Hause selbst zubereiteten Speisen mehrere Stunden bei Zimmertemperatur abkühlen und anschließend in einen nur schlecht temperierten Kühlschrank wandern. Das schadet den wertvollen Inhaltsstoffen, wie Vitaminen, erheblich.

Ob ein Lebensmittel noch „frischwertig" ist, das entscheiden vor allem die Lagerdauer und die Lagertemperatur.

Essen für eine Person: Da haben wir was vorbereitet …

Viele Menschen, die allein zu Hause leben, kochen nicht oder nur selten. Die Gründe dafür sind sehr unterschiedlich: Manchmal fehlt die Zeit, anderen die Lust oder auch die Kenntnisse. Und alleinstehende Senioren verfügen manchmal nicht mehr über die Kräfte, für sich zu kochen. Die Gruppe der Einpersonen-Haushalte dominiert in Deutschland, und sie wächst weiterhin – aus demografischen und aus sozialen Gründen. 2025 werden 41 Prozent aller Haushalte auf die Einpersonen- und 37 Prozent auf die Zweipersonen-Haushalte entfallen.

Die Hersteller von Convenience-Produkten reagieren darauf. In den Lebensmittelregalen finden sich Einportionen-Gerichte, die auf die sehr unterschiedlichen Vorlieben der Singles abzielen. Einpersonengerichte der traditionellen Küche mit Klassikern wie Königsberger Klopse, Kohlrouladen oder Pfannkuchen sind ebenso vertreten wie Speisen, die bevorzugt ein jüngeres Publikum ansprechen: mediterrane Küche, chinesische Gerichte, Wraps oder Sushi und vor allen Dingen Snacks aller Art.

! Der Gesundheitswert
von Convenience-Produkten

Sind Fertigprodukte nicht ungesund? Hier gibt es keine pauschale Antwort, denn deren Vielfalt ist enorm. Schließlich sind der vorgefertigte knackige Salat mit einem Jogurt-Dressing genauso wie die Tütensuppe, der gewaschene Apfel oder Pommes rot-weiß ein Convenience-Produkt. Diese Lebensmittel liefern einen ganz unterschiedlichen Beitrag im Rahmen einer gesunden Ernährung.

Beispiel 1

Ein Mittagessen aus der Kühltheke mit Pommes und Currywurst, zum Nachtisch ein Sahnepudding, das deckt schon den kompletten Tagesbedarf an Fett. Da bliebe nur noch Spielraum für Brot, Salat ohne Soße oder Gemüse zum Knabbern!

Beispiel 2

Fertiger Tiefkühlfisch, unpaniert, dazu Vollkornreis aus dem Beutel mit einer Kräuter-Fertigsoße auf Milchbasis, als Beilage noch Tiefkühlfertiggemüse: Das ist nicht nur schnell gemacht. Sondern bringt viel Wertvolles auf den Teller, ist ausgewogen, hat eine gute Nährstoffdichte – kurz: Ein derartiges Gericht steht durchaus im Einklang mit einer gesunden Ernährung!

Vitamine: Frisch gekocht ist doch besser – oder?

Auch bei dieser Frage gibt es keinen eindeutigen Gewinner. Die fertige Dosensuppe, die Lasagne oder die Bratkartoffeln aus dem Tiefkühlfach: Das alles muss im Vergleich zu selbst Gekochtem nicht schlechter abschneiden. Länger gelagerter „frischer“ Spinat enthält viel weniger Vitamine als die Tiefkühlvariante. Was die Vitamine und Mineralstoffe angeht, muss sich das klassische Fertiggericht keineswegs hinter selbst Gekochtem verstecken. Denn die modernen Verfahren der industriellen Lebensmittelverarbeitung sind in den letzten Jahren immer schonender geworden.

Entscheidend sind Zutaten und Zusammensetzung

Doch unter dem Strich ist ein Fertiggericht nur so gesund wie seine Zutaten. Die Rezeptur formt das gesamte Bild. Natürlich geben die Hersteller diese aus verständlichen Gründen nicht preis.

Aber das Etikett kann wertvolle Hinweise geben – nicht immer auf den ersten Blick. Aber mit ein bisschen Übung kann man schon einiges herauslesen, und zwar zum Gemüseanteil, zur Fettmenge, zur Qualität der Fette und auch zum Salzgehalt. Diese vier Kriterien entsprechen oft nicht dem tatsächlichen Bedarf:

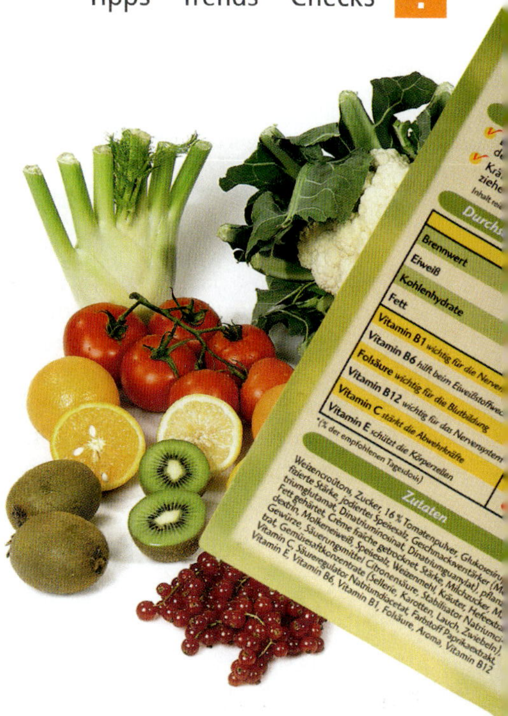

Foto: © aid Infodienst e. V., P. Meyer – aid Bildarchiv

Das kann der prüfende Blick auf das Etikett zeigen

Obst- und Gemüseanteil

Um ausgewogen zu sein mangelt es einem Fertigmenü vor allem oft an Obst und Gemüse. Deren Anteile lassen sich aus der Zutatenliste herauslesen: Was an erster Stelle steht, hat den höchsten Gewichtsanteil, dann gehts in absteigender Reihenfolge weiter.

Fettgehalt

Pizza, Lasagne und Ähnliches schmecken gerade gut wegen des reichlich enthaltenen Fettes. Das darf alles mal sein – aber auf Dauer sollte der Fettanteil einer Hauptmahlzeit unter 30 Prozent der Gesamtenergiemenge (in Kilojoule) ausmachen. Wenn unter „Fett-Prozent-Tageszufuhr" ein Wert über 30 steht, ist das zuviel. Faustregel: Mehr als 20 Gramm Fett sollte keine Mittagsmahlzeit enthalten. Und viele Fertiggerichte kommen mit nur zehn Gramm je Mahlzeit aus. Dazu zählen zum Beispiel etwa Reis- oder Gemüsepfannen mit wenig Fleisch oder Kartoffeltaschen mit Spinat.

Wer noch ein bisschen mehr Zeit für das Forschen in den Nährwertinformationen mitbringt, macht Folgendes: Er vergleicht in der Rubrik „Prozent-Tageszufuhr" den Energiegehalt (Brennwert) mit der Fettmenge. Wenn der Tagesprozentwert für die Fette über dem der Kalorien liegt, schlägt das Gericht mit seinem Fettgehalt nach oben aus. Das rächt sich nicht sofort an Figur oder Stoffwechsel – aber auf Dauer ist das keine ausgewogene Ernährung.

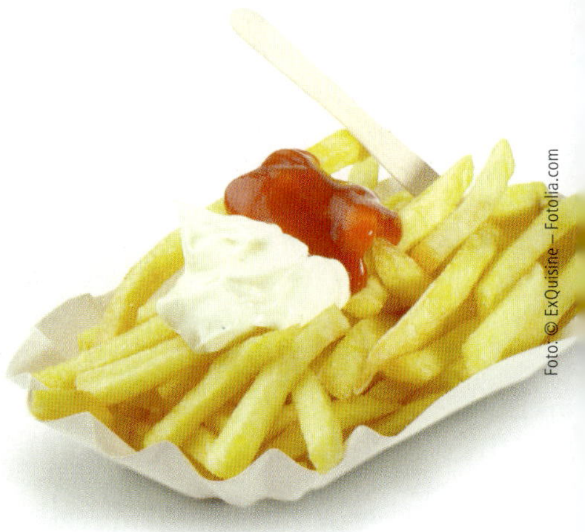

Foto: © ExQuisine – Fotolia.com

Gesättigte Fettsäuren

Die nehmen wir oft zu reichlich auf – gerade mit den fertigen Produkten aus der salzig-würzigen Ecke. Hauptgerichte mit Fleisch, Suppen, Soßen, aber auch Knabberartikel und manche Margarinen enthalten gesättigte Fettsäuren. Ihr Anteil ist, sofern die Verpackung Nährwertinformationen aufführt, dann auch angegeben.

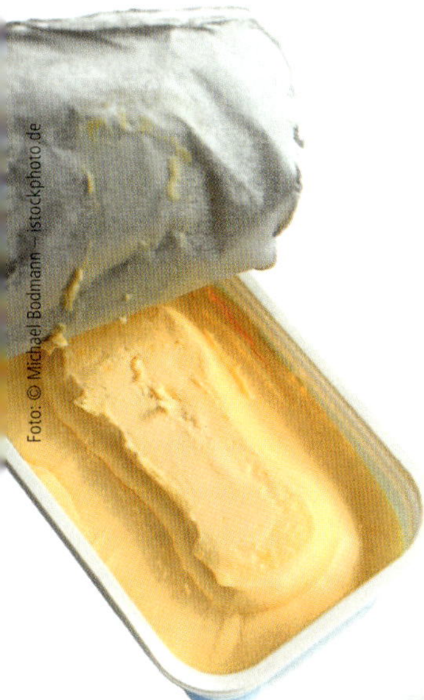

Foto: © Michael Bodmann – istockphoto.de

Salz

Fertiggerichte sind manchmal richtige Salzdepots. Dabei sollten wir nicht mehr als sechs Gramm Salz pro Tag aufnehmen – aber besonders „würzige“ Fertiggerichte enthalten das schon pro Portion. Bisher weisen die meisten Packungen lediglich einen Bestandteil des Kochsalzes, das Natrium aus. Um auf den Kochsalzgehalt zu kommen, muss der Natriumwert noch mit 2,5 multipliziert werden. In Zukunft muss der Salzgehalt auf dem Etikett ausgewiesen werden.

Ist auf der Packung auch der prozentuale Anteil am Richtwert der Tageszufuhr aufgeführt, so ist auch gut zu erkennen, ob der Salzgehalt im grünen Bereich ist. Manche Tütensuppen liegen pro Portion bei über 40 Prozent! Da müsste das restliche Essen schon ganz schön milde ausfallen – was bei unserer üblichen Ernährung mit Brot, Käse, Wurstwaren oder Salatsoßen schwer fallen dürfte. Außerdem sollte der prozentuale Tagesanteil beim Natrium etwa so groß sein wie der Prozentsatz beim Brennwert. Ansonsten wäre das Kochsalz zu reichlich vertreten.

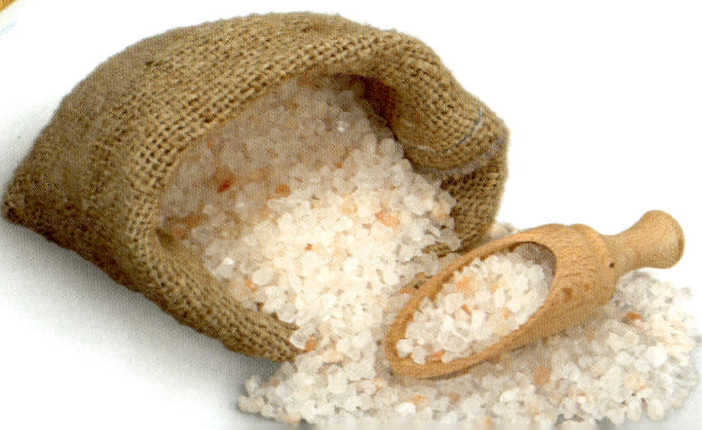

Foto: © TwilightArtPictures – Fotolia.com

Im Dschungel von Nährwertinformationen – Was ist hier ausgewogen?

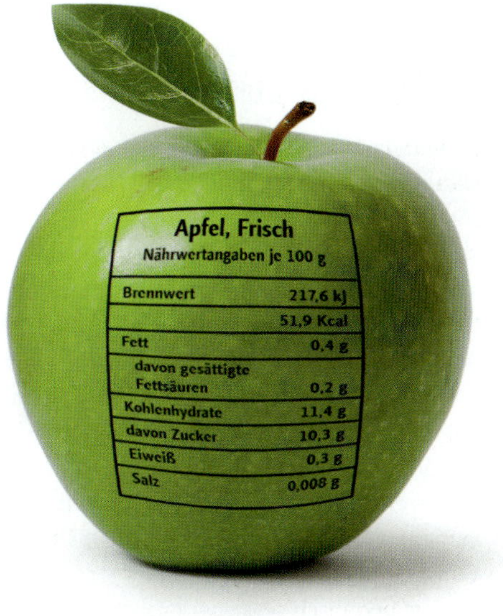
Apfel, Frisch
Nährwertangaben je 100 g
Brennwert 217,6 kJ
51,9 Kcal
Fett 0,4 g
davon gesättigte Fettsäuren 0,2 g
Kohlenhydrate 11,4 g
davon Zucker 10,3 g
Eiweiß 0,3 g
Salz 0,008 g

Foto: © xiangdong Li – Fotolia.com

Werde ich davon dick? Ist das gesund? Ist das Fertigprodukt in Einklang mit einer gesunden Ernährung zu bringen? Einen Hinweis dazu können die enthaltenen Nährstoffe liefern. Sie sind schon heute freiwillig auf nahezu 80 Prozent aller Verpackungen aufgeführt. In den meisten Fällen stehen hier die Angaben zu Energie, Fetten, Eiweißen und Kohlenhydraten.

Noch ist die Art und Weise, wie die Hersteller informieren, unterschiedlich – und damit auch etwas verwirrend. Zumindest auf den ersten Blick. Manche informieren mit Symbolen, andere in Tabellen oder per Warnsystem mit Ampelfarben.

Doch das ändert sich gerade – die EU bringt momentan eine einheitliche Nährwertkennzeichnung auf den Weg: Künftig müssen Hersteller über die Kalorien und die wichtigsten sechs Nährstoffe des Lebensmittels informieren, und zwar in einer übersichtlichen Tabelle. Auf dem Etikett finden Verbraucher dann neben dem Energiegehalt diese sechs Nährstoffe: Fett, gesättigte Fettsäuren, Kohlenhydrate, Zucker, Eiweiß und Salz. Damit das Vergleichen leichter fällt, sind die Werte stets bezogen auf 100 Gramm oder 100 Milliliter anzugeben.

Erlaubt sind weitere Angaben, etwa die Gehalte je Portion – eine Variante, die schon heute viele Hersteller freiwillig umsetzen. Ebenso dürfen die Richtwerte für die Tageszufuhr angegeben werden. So kann man grob abschätzen, ob das Lebensmittel einen großen oder eher geringen Beitrag zur Deckung des jeweiligen Nährstoffs liefert.

Die EU-weiten Regeln zur einheitlichen Lebensmittelkennzeichnung traten am 12.12.2011 in Kraft; die Nährwertkennzeichnung wird anschließend nach fünf Jahren verbindlich.

Allergieauslöser in Fertigprodukten …

… sind die hier nicht häufiger enthalten als in unverarbeiteten Lebensmitteln?

Das ist die landläufige Meinung – aber ein Irrtum. Je naturbelassener ein Lebensmittel bleibt, desto größer ist in der Regel seine Fähigkeit, eine Allergie auszulösen. Denn erst durch das Garen verlieren viele Lebensmittel ihre Fähigkeit, eine Allergie auszulösen. So gibt es Menschen, die beispielsweise auf rohes Hühnereiweiß allergisch reagieren, gekochte Eier dagegen problemlos vertragen. Das gilt auch für zahlreiche Obst-, Gemüse- und Getreidearten. Allergene in Nüssen, Sellerie und Fisch sind eher hitzestabil – hier hilft nur das völlige Weglassen des Nahrungsmittels. Das Zutatenverzeichnis zeigt, ob problematische Lebensmittel oder Stoffe verwendet wurden.

Stehen die Allergieauslöser denn alle auf dem Etikett?

Zum Glück hat sich hier die Situation für Allergiker in den letzten Jahren entscheidend verbessert: Auf fertig verpackten Lebensmitteln – und in Zukunft auch bei losen Waren (z. B. unverpackte Waren aus Bedientheken) – müssen die 14 Lebensmittelbestandteile, die in Europa etwa 90 Prozent aller Lebensmittelallergien oder -unverträglichkeiten auslösen, immer auf dem Etikett stehen. Das gilt auch für sehr kleine Mengen.

Diese 14 Auslöser von Allergien oder Lebensmittelunverträglichkeiten sind als Zutat zu kennzeichnen

- glutenhaltiges Getreide (Weizen, Gerste, Roggen, Hafer, Dinkel, Kamut oder Hybridstämme davon)
- Krustentiere
- Eier
- Fisch
- Erdnüsse
- Soja
- Milch (einschließlich Laktose)
- Schalenfrüchte (Mandeln, Haselnuss, Walnuss, Cashewnuss, Pecannuss, Paranuss, Pistazie, Macadamianuss, Queenslandnuss)
- Sellerie
- Senf
- Sesamsamen
- Schwefeldioxid und Sulfite (ab zehn Milligramm pro Kilogramm oder Liter)
- Süßlupinen (eiweißreiche Hülsenfrucht, die gerne als Eiweißlieferant in Speisen für Milcheiweißallergiker und Vegetarier genommen wird)
- Mollusken (Weichtiere wie Schnecken)

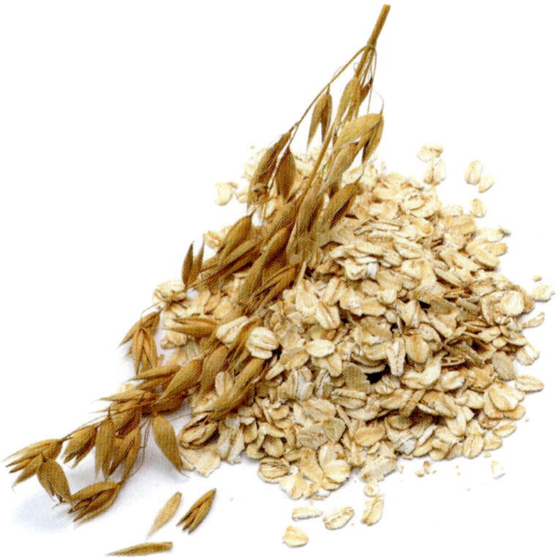
Foto: © Christian Jung – Fotolia.com

Problematische Stoffe, die unbeabsichtigt hineingelangen – die „Spuren"

Sind die 14 Hauptallergene nicht aufgeführt, dann sind sie auch nicht als Zutat für die Rezeptur verwendet worden. Wichtig zu wissen ist aber, dass unbeabsichtigt Spuren von einem oder mehreren dieser Allergene enthalten sein können. Denn manchmal kann eine Übertragung der Stoffe im Laufe der Herstellung eines Lebensmittels nicht ausgeschlossen werden. In der Lebensmittelproduktion könnte zum Beispiel Weizenmehlstaub als Allergieauslöser selbst dann problematisch sein, wenn er aus einer anderen Ecke der Produktionshalle zu einem eigentlich weizenmehlfreien Lebensmittel gelangt. Solche unbeabsichtigten Einträge (Kreuzkontaminationen) sind aber im Gegensatz zu den beabsichtigten „Einträgen", also den Zutaten, nicht kennzeichnungspflichtig.

Manche Hersteller verweisen allerdings freiwillig darauf. Das erkennt man an dem Hinweis „Spuren" auf dem Etikett; meist steht diese Angabe direkt im Anschluss an das Zutatenverzeichnis.

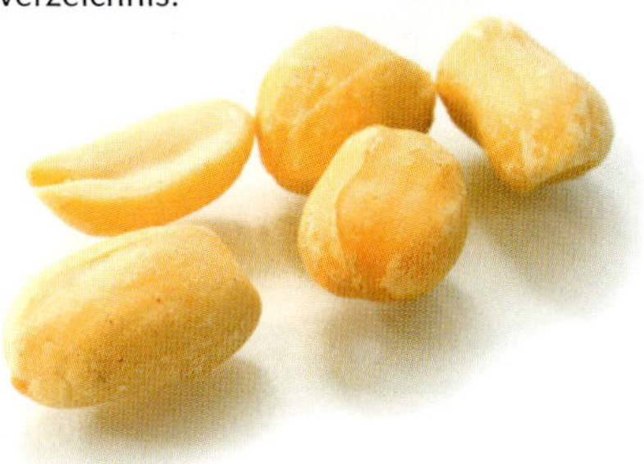
Foto: © rawlik – Fotolia.com

Sind Zusatzstoffe besonders häufige Allergieauslöser?

Die häufigsten Auslöser von Lebensmittelallergien oder -unverträglichkeiten sind Inhaltsstoffe natürlicher Lebensmittel und stammen auch aus Grundnahrungsmitteln, etwa Milch oder Getreideprodukte. Unter den 14 häufigsten Allergenen findet sich nur ein einziger Zusatzstoff, nämlich das Sulfit (besser bekannt als Schwefel). Dieses ist vor allem in Wein, Trockenfrüchten oder Kartoffelpüreepulver enthalten.

Zusatzstoffe lösen sehr selten Allergien aus: Nur 0,01 bis 0,23 Prozent der Bevölkerung reagieren allergisch auf Zusatzstoffe.

Wichtig: Viele Fertigprodukte enthalten keine Zusatzstoffe, andere Hersteller verzichten auf solche aus den drei großen Gruppen der Geschmacksverstärker, Farbstoffe und Konservierungsstoffe. Die Information ist auf den Verpackungen meist hervorgehoben und gut zu erkennen.

!

Kochen mit Convenience-Produkten?

Dazu gibts verschiedene Meinungen

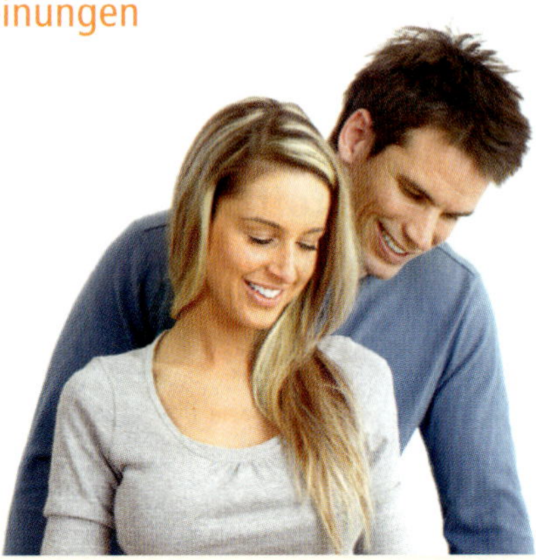

Foto: © Kurhan – Fotolia.com

+ Kochen mit Convenience finde ich gut, denn ...

- Ich spare Zeit, zum Teil viel Zeit: beim Einkaufen, beim Zubereiten. Und ich brauche Töpfe, Schneidbretter und Bestecke anschließend nicht schrubben und spülen.
- Das ist viel abwechslungsreicher, ich habe mehr Auswahl und bin nicht an Erntezeiten gebunden – Tiefkühlkost zum Beispiel ist das ganze Jahr über zu haben!
- Ich kann ohne Rezept einkaufen gehen! Entweder ist das Essen schon fertig oder auf dem fast Fertigen steht eine tolle Rezeptidee – und nach der kann ich gleich das Fehlende einkaufen.
- Das ist alles mit Gelingsicherheit – obwohl ich manchmal ja selbst noch etwas kochen muss oder besser: darf! Ein Kochbuch brauche ich nicht mehr!
- Die Convenience-Produkte bieten mir einen gewissen Qualitätsstandard. Ich weiß bei „meinem" Sortiment, dass es mir schmeckt und auch gelingt.
- Ich kaufe abfallfrei ein – ein Kilo Tiefkühlgemüse ist ein Kilo Lebensmittel im Kochtopf.
- Vieles kann ich gut lagern, da gelingt eine Vorratshaltung über mehrere Monate prima. Und ich muss mir keinen Kopf machen, wenn mal Gäste vor der Tür stehen – oder der kleine Hunger ruft. Convenience-Produkte bringen mir Flexibilität und Spontanität in meiner Essensplanung.

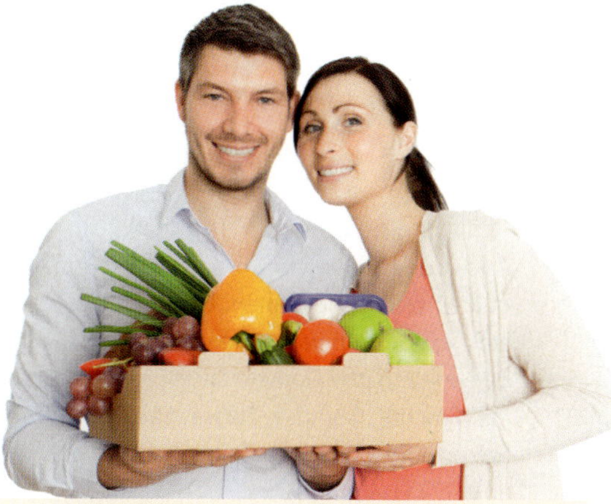

Foto: © detailblick – Fotolia.com

– Kochen mit Fertigprodukten finde ich nicht so gut, weil ...

- Durch selbst Kochen spare ich bares Geld. Manches ist drei- bis viermal so teuer im Vergleich zum Selbermachen.

- Ich möchte Genuss, und das beginnt für mich beim Zubereiten von natürlich-frischen Produkten. Essen ist ja nicht nur eine Notwendigkeit, sondern etwas Wunderschönes, das uns im Alltag zusammenführt. Zur Lebenskultur gehört für mich auch Esskultur – und das verbinde ich nicht mit einer Fertigpizza, Eintopf aus der Dose oder einer Tütensuppe.

- Auf Dauer schmeckt doch alles gleich, das ist mir zu eintönig. Ich möchte Vielfalt in den Geschmacksnuancen – das bietet mir nur das frische, qualitativ hochwertige Produkt. Selbst Tiefkühlgemüse schmeckt auf Dauer ähnlich – beim Bund Möhren oder Apfelmus aus frischer Ware vom Bauern um die Ecke schmecke ich die Vielfalt, die uns die Natur mit den verschiedenen Sorten bietet.

- Ich spare erheblich an Verpackungsmaterial, wenn ich meine Speisen aus frischen Lebensmitteln koche.

- Ich bin viel flexibler durch das Selbstkochen. Ich kann jede Zutat selbst bestimmen. Und auch in den Mengen und Portionsgrößen bin ich nicht gebunden.

- Ich möchte, dass meine Kinder wissen, wie ein Kohlrabi, eine Rote-Beete-Knolle oder Erbsen in Schoten aussehen. Würde ich die Originale in meiner Küche nicht mehr einsetzen, sondern nur das verarbeitete Produkt kaufen – wie und wo sollen Kinder unsere Nahrung kennen- und schätzen lernen? Wo sollen sie etwas über den sauberen, aber auch verantwortungsvollen Umgang mit Lebensmitteln erfahren? Das könnte die Schule auch nicht ausgleichen.

- Ich möchte auch noch selbst (nach Grundrezepten) kochen können und mir so ein Stück Unabhängigkeit und Freiheit bewahren.

Die Top 10 –
Worauf sollte ich beim Einkauf von Convenience-Produkten achten?

1 Auch den Einkauf von vorgefertigten Produkten sollten Sie planen. Beziehen Sie stets eine Kombination von frischen Lebensmitteln und Convenience-Produkten ein. Früchte, Gemüse, Nüsse, Salate der Saison sind gut für die Gesundheit.

2 Ein gewisses Sortiment an Tiefkühlgemüse zu Hause peppt viele Fertiggerichte wie Pizza, Tütensuppe oder Doseneintopf noch mal auf – geschmacklich und mit Vitaminen!

3 Variieren Sie Fertigprodukte häufiger. Bevorzugen Sie Komplettmenüs mit möglichst hohem Gemüseanteil (etwa Pfannengerichte mit Paprika oder Bohnen). Gemüse und Beilagen stehen dann in der Zutatenliste auf den vordersten Plätzen.

4 Geben Sie Fertigprodukten möglichst den Frischekick mit zusätzlichem Gemüse. Gerne auch mit solchen, die nicht mehr zu schnippeln sind, etwa Minitomaten, Mais oder Kidneybohnen aus der Dose.

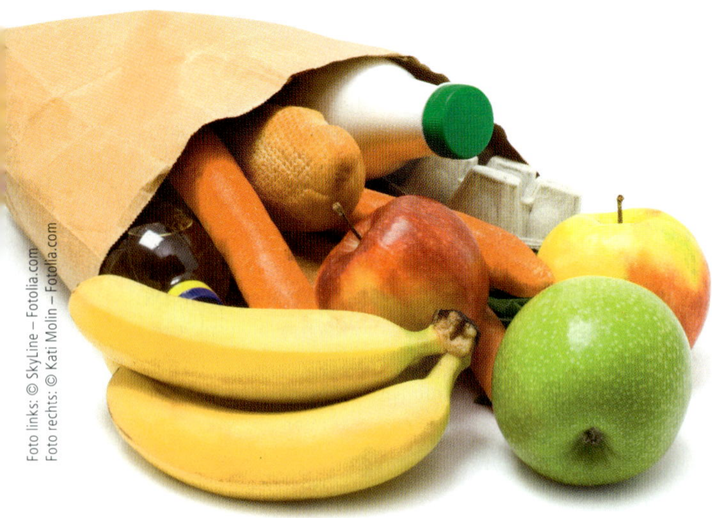

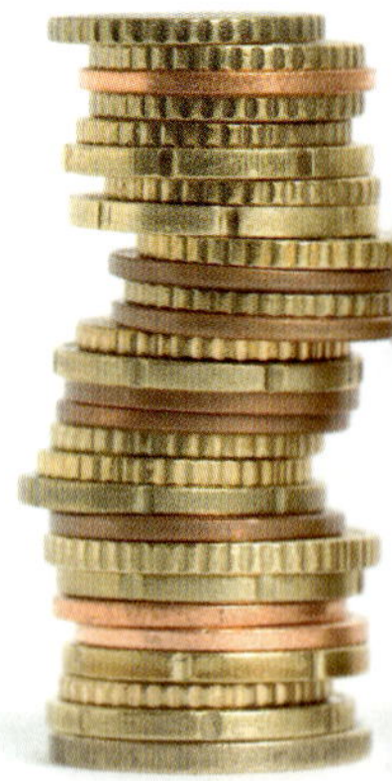

Foto links: © SkyLine – Fotolia.com
Foto rechts: © Kati Molin – Fotolia.com

5 Kaufen Sie keine beschädigten Verpackungen.

6 Achten Sie auf das Mindesthaltbarkeitsdatum oder Verbrauchsdatum.

7 Wählen Sie fettreiche Gerichte wie Lasagne oder bestimmte Pizza-Sorten eher selten. Fettreiche Zutaten wie Käse, Rahm, Sahne, Speck oder Salami sollten auf den hinteren Plätzen der Zutatenliste stehen.

8 Bevorzugen Sie bei den fertigen Fleisch- und Fischprodukten die unpanierten Varianten.

9 Wählen Sie oft Obst zum Nachtisch.

10 Und für abends: Gemüsesticks zum Knabbern.

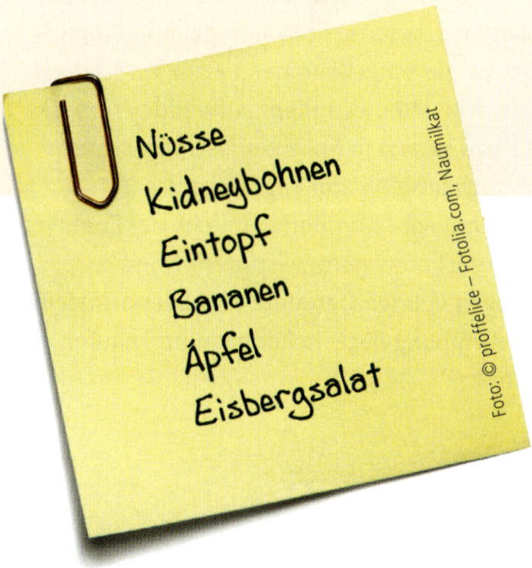

Foto: © proffelice – Fotolia.com, Naumilkat

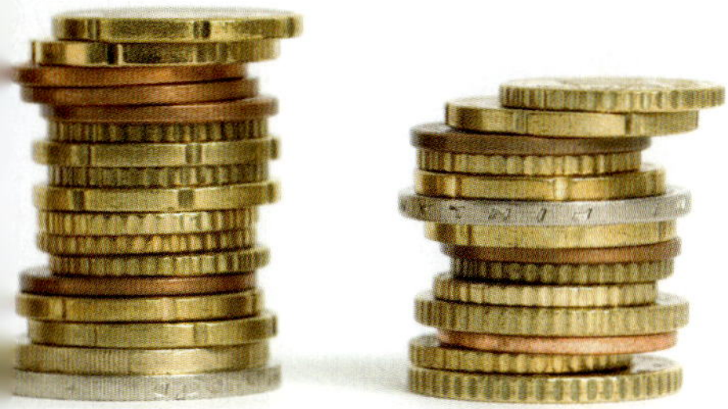

Nachhaltigkeit –

Passen Fertigprodukte wirklich in unsere (Um-)Welt?

Wenn wir Lebensmittel aus der Region wählen, ersparen wir dem Klima eine Menge an Transportkilometern. Lebensmittel auf Flugreisen belasten die Umwelt am meisten. Das Dumme bei Fertigprodukten ist: Wir können nicht erkennen, woher die Zutaten stammen, und ob sie mit dem relativ umweltverträglichen Schiff oder eben per Flugzeug über Kontinente reisten.

Tiefkühlkost benötigt zudem eine Menge an Energie, um haltbar gemacht zu werden und haltbar zu bleiben. Die fertigen Waren gehen oft lange Wege, bis sie schließlich bei uns im Vorratsfach landen. Manches ist zudem aufwändig verpackt. Eine Pizza ist erst in Folie eingeschlagen und dann noch umhüllt von Pappe. Ist das alles gut für unsere Umwelt? Könnten wir nicht viel Energie und Verpackungsmaterial sparen, wenn wir unverpackte, unvorbereitete und bei normalen Temperaturen gelagerte Lebensmittel kaufen würden?

Ob das wirklich so ist, lässt sich nicht generell beurteilen – es gibt keine pauschale Antwort. Denn was für die Umwelt günstiger ist, das Selbtkochen oder das Fertiggericht, entscheidet der Verbraucher durch sein konkretes Handeln mit.

Wer für jedes Pfund Butter mit dem Auto in den Supermarkt fährt, ausschließlich Produkte aus Gewächshäusern kauft und am Ende Lebensmittel wegen falscher Lagerung wegwirft, der hat Geld und Energie verschwendet.

Außerdem zeigen vereinzelt verfügbare Energiebilanzen aus jüngster Zeit durchaus überraschende Ergebnisse: Im Freiland auf anderen Kontinenten angebaute Tomaten belasten die Umwelt trotz Tausender Transportkilometer zu uns weitaus weniger als Produkte aus dem energiefressenden, beheizten deutschen Gewächshaus. Oder kurz: Überkontinentales Freiland sticht deutsches Gewächshaus.

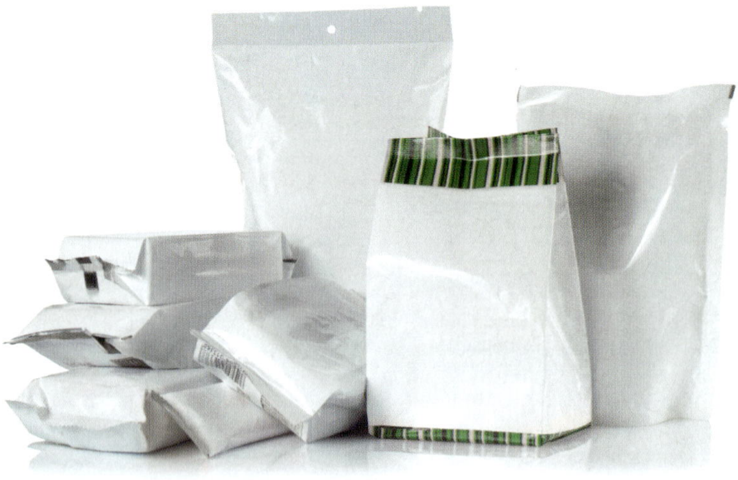

Foto: © Robbi Akbari Kamaruddin – istockphoto.de

Ökologischer Fußabdruck von Fertiggerichten

Auf manchen Fertiggerichten finden Verbraucher schon heute einen Hinweis auf die Umweltbelastung: Der „CO_2-Fußabdruck" (footprint) verdeutlicht in etwa, wie hoch die Klimabelastung durch das Produkt ist.

BERECHNET
CO2 Fußabdruck
www.pcf-projekt.de

Je mehr Unternehmen sich an solchen Projekten beteiligen, desto mehr erfahren wir über die Auswirkungen unseres Essens auf das Klima und können vergleichen. Bisher sind aber die Untersuchungen ökologischer Zusammenhänge auf dem Lebensmittelsektor noch sehr lückenhaft und wir stecken mit dem Wissen um Energiezusammenhänge noch in den Kinderschuhen.

Nachhaltigkeit braucht mehr Transparenz bei Fertigprodukten

Eine nachhaltige Lebensmittelproduktion beinhaltet aber weitaus mehr als das Einsparen von Energie oder Wasser. Dazu gehört zum Beispiel auch:

- die heimische Region mit ihren ländlichen Strukturen zu stärken,
- soziale Aspekte zu berücksichtigen, etwa keine Kinderarbeit zuzulassen,
- traditionell-landwirtschaftliche Angebotsformen zu stärken, um den zunehmenden Rationalisierungsdruck zu verringern, der tendenziell auch zu einem immer höheren Einsatz von Pflanzenschutzmitteln führt,
- den Artenschutz zu fördern,
- eine artgerechte Tierhaltung zu ermöglichen.

Wer darauf Wert legt, braucht transparente Informationen über die Herkunft und die Herstellung der Rohstoffe. Sie sind derzeit bei vorgefertigten Lebensmitteln kaum vorhanden. Ausnahmen bilden Convenience-Produkte, die etwa mit dem Fairtrade-Siegel und/oder nach ökologischen Richtlinien hergestellt wurden. Allerdings sichern auch diese Zeichen die Nachhaltigkeit nur unter bestimmten Kriterien.

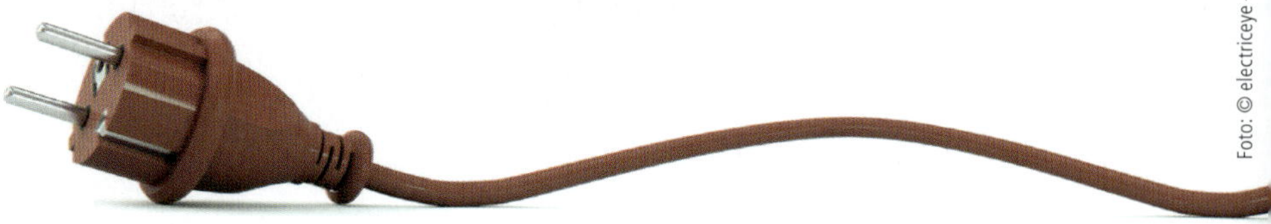

Foto: © electriceye – Fotolia.com

Schnell und gesund kochen

ohne Convenience-Produkte

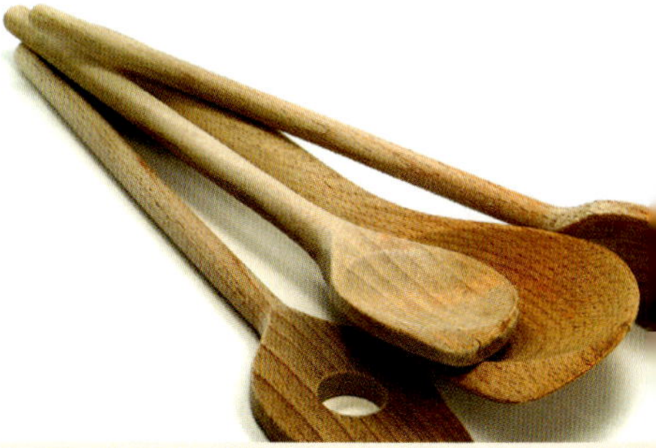

Sieben Tricks für die schnelle Küche

Sicher – an manchen Tagen muss alles schnell gehen. Dabei sind Fertiggerichte aber nicht die einzige Lösung. Denn viele selbst gekochte Gerichte erfordern weit unter 30 Minuten Zeit – unsere Trickkiste zeigt, wie's geht:

Trick 1

Sammeln Sie Blitzgerichte, die Ihnen schmecken – Zeitschriften, Kochbücher oder viele Internetportale geben Anregungen. Googeln Sie mal nach „schnelle Rezepte" – Sie werden staunen und hier möglicherweise lieber schmökern als im Supermarkt Etiketten zu studieren.

Trick 2

Sehr gut geeignet sind Nudel- und Reisgerichte, die sich in 15 bis 20 Minuten auf den Tisch zaubern lassen. Beispiel: Nudeln für Pastagerichte haben oftmals eine Kochzeit unter acht Minuten – dazu ein hochwertiges Olivenöl, frisch geriebenen Parmesan, je nach Geschmack ergänzt mit schwarzen Oliven und halbierten Eiertomaten. Das ist sogar schneller zubereitet als manches Trocken-Pastagericht, das laut Packung auch zwölf bis 15 Minuten benötigt.

Trick 3

Überhaupt nicht altmodisch: Vorkochen! Eintöpfe oder Kohlgerichte vom Vortag schmecken sogar noch besser. Aus hygienischen Gründen das Gericht schnell abkühlen und kühl lagern.

Trick 4

Übung macht den (schnelleren) Meister – Gerichte, die Sie immer wieder kochen, gehen in Fleisch und Blut über.

Trick 5

Verkürzen Sie die Vorbereitungszeit, indem Sie große statt kleine Stücke oder breite Streifen und Scheiben schnippeln – denn Schneiden nimmt bei vielen Rezepten oft den Löwenanteil der Zubereitungszeit ein.

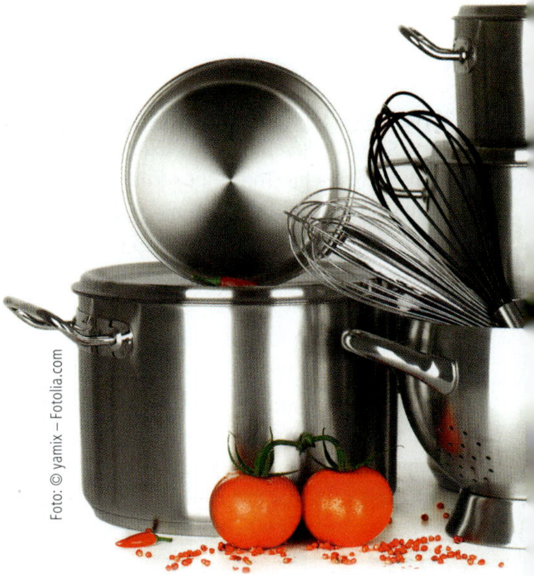

Trick 6

Besonders zeitsparend sind „Ein-Topfgerichte“: Nur ein Topf auf dem Herd oder im Backofen spart Zeit. Prima im Ofen garen lassen sich zum Beispiel Gerichte mit Gemüse (Tomaten, Zucchini), frischem filetierten Fisch, dazu eventuell Käse zum Überbacken. Das klappt in weniger als 30 Minuten!

Trick 7

Viele Grundbestandteile lassen sich super für leckere Gerichte vorbereiten und bei Bedarf aus dem Tiefkühlvorrat nehmen. Beispiele: angebratenes Fleisch wie Hack oder Gulasch, auch Reis oder Soßen.

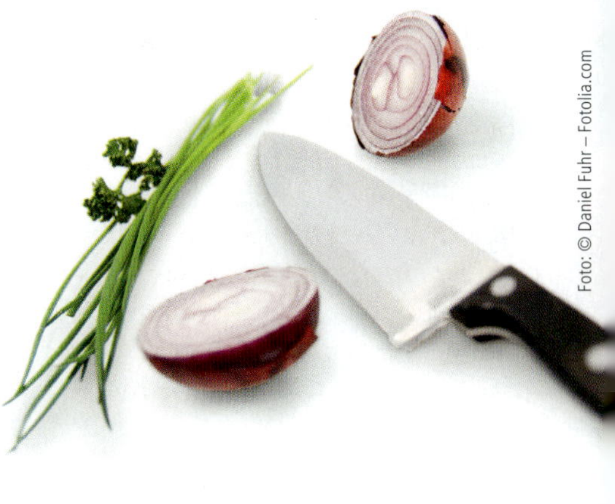

Konkurrenz aus der eigenen Küche –

Fertiggerichte selbst herstellen!

Preiswerte Vorräte an Fertigem lassen sich ganz unkompliziert selbst herstellen! Hin und wieder einfach mal eine größere Mengen selbst kochen, schnell abkühlen und einfrieren – und die Auswahl an „Frischem aus dem Eisfach" wächst nach und nach!

Der Trick dabei: Einfach auf häufige Bausteine Ihrer Lieblingsgerichte setzen und nur das Grundrezept vorbereiten. Dann lässt sich im Handumdrehen mit verschiedenen Zutaten viel Abwechslung auf den Tisch bringen. So funktioniert's:

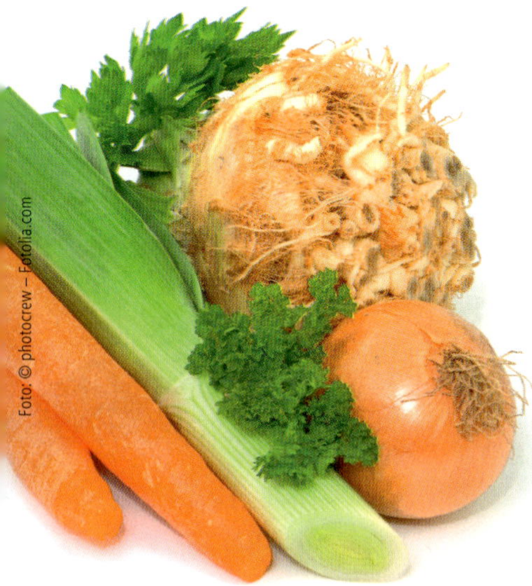

Foto: © photocrew – Fotolia.com

Bausteine für selbst gekochte Fertiggerichte

- Suppen und Eintöpfe lassen sich gut einfrieren. Nutzen Sie saisonale Angebote wie bei Möhren, Lauch, Wirsing, Bohnen oder Kartoffeln. Nehmen Sie stets viel Suppengemüse, eine vorherrschende Gemüsesorte, wer mag, zusätzlich ein Stück Suppenfleisch und eine Gemüse- oder Fleischbouillon. Salzen Sie nur leicht, zum Beispiel mit ein wenig Bouillon, würzen Sie nach mit Kräutern und Salz beim Aufwärmen beziehungsweise am Tisch.

- Gulasch aus magerem Rind- oder Schweinefleisch: Bereiten Sie mehrere Grundportionen aus drei Kilogramm Fleisch mit einem Kilogramm Gemüsezwiebeln, drei Esslöffel Mehl, Salz und Pfeffer zu. Die einzelnen neutral gewürzten Portionen können Sie dann je nach Geschmack abwandeln, zum Beispiel mit Sahne und Steinpilzen, mit Curry und Cashewnüssen oder mit Tomaten und Spinat.

- Gleiches gilt für Geschnetzeltes: Bereiten Sie eine größere Menge zu und würzen Sie neutral; dann können Sie daraus im Handumdrehen Züricher Geschnetzeltes (mit etwas Crème fraîche und Weißwein, eventuell auch frischen Pilzen), Chinesisch-Geschnetzeltes (individuell mit Paprika,

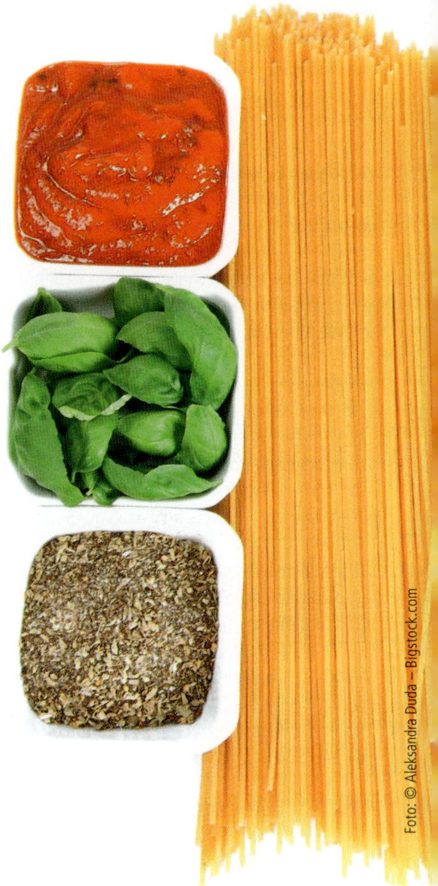

Lauch, Sojasoße, China-Gewürzmischung) oder Fruchtig-Geschnetzeltes (Bananen, Ananas, Mandarinen, Curry und Nüsse) zaubern.

- Auch Hackfleischvorräte lassen sich gut verwenden. Grundrezept: zwei Kilogramm frisches Hackfleisch anbraten, glasig gedünstete Zwiebeln, getrocknete Pilze und Tomaten dazugeben. Unter Zugabe von 1/8 Liter Gemüsebrühe 20 Minuten köcheln lassen – ideal für Aufläufe und Nudelsaucen.

- Tomatensoße „Napoli": Für etwa vier Portionen 1 500 Gramm reife Tomaten überbrühen und häuten. Halbieren, fest auspressen und das Fruchtfleisch hacken. Zwei Zwiebeln und zwei Knoblauchzehen schälen, fein würfeln und in drei Esslöffel Olivenöl andünsten. Die Tomaten und vier Esslöffel Tomatenmark dazugeben. Mit Salz, Pfeffer und einer Prise Zucker würzen. Soße kurz einkochen lassen, dann pürieren und portionsweise einfrieren. Beim Aufwärmen frischen Oregano oder kleingezupfte Basilikumblätter dazugeben. Passt zu Spaghetti, Nudelauflauf oder zum Bestreichen von Pizza. Variationen: plus Paprika, Oliven, Sardellen, Kapern oder Thunfisch.

- Auch Reste von Nudeln oder Reis lassen sich gut einfrieren. Und da Reis im Vergleich zu Nudeln eine lange Garzeit hat, lohnt sich hier ein extra Vorrat.

- Ein Kartoffel-Möhren-Püree schmeckt nicht nur Kindern prima: Aus je einem Kilogramm gekochten Möhren und Kartoffeln pürieren Sie unter Zugabe eines Teelöffels Jodsalzes und 50 Gramm Butter, eventuell mit etwas Milch, einen leckeren Möhren-Kartoffel-Brei. Abkühlen lassen und einfrieren. In das erwärmte Püree kurz vor dem Servieren möglichst viel frische Petersilie geben.

Literatur

AC Nielsen Europe (Hrsg.): Consumer Confidence Survey – Fertigmahlzeiten. Studie Fertiggerichte 2007, Frankfurt am Main 2007.

aid infodienst Verbraucherschutz, Ernährung, Landwirtschaft e. V.: Die E-Nummern in Lebensmitteln – Kleines Lexikon der Zusatzstoffe. 16. veränd. Auflage, Bonn 2010.

aid infodienst Verbraucherschutz, Ernährung, Landwirtschaft e. V.: Mein Klima – Unser Essen. 1. Auflage, Bonn 2010.

aid infodienst Verbraucherschutz, Ernährung, Landwirtschaft e. V.: Nährstoffveränderungen bei der Lebensmittelzubereitung im Haushalt. 4. überarbeitete Auflage, Bonn 2008.

aid infodienst Verbraucherschutz, Ernährung, Landwirtschaft e. V.: Convenience-Produkte in der Gemeinschaftsverpflegung; aid-special Bonn. 1. Auflage Bonn 2007

Alexy, U., Sichert-Hellert, W., Rode, T., Kersting, M.: Convenience food in the diet of children and adolescents: consumption and composition. In: British Journal of Nutrition, (2008), 99, 345-351.

Alexy, U., Clausen, K., Kersting, M.: Die Ernährung gesunder Kinder und Jugendlicher nach dem Konzept der optimierten Mischkost. In: Ernährungs-Umschau 3/2008, S. 168-177.

Bartsch, S.: Bedeutungen des Essens für Jugendliche im Kontext Familie und Peergroup. Dissertation, Pädagogische Hochschule Heidelberg 2006. (unter: http://nbn-resolving.de/urn:nbn:de:bsz:16-opus-68725, zuletzt gesehen am 28.10. 2010).

Becker, B.: Hygienischer Status von verpackten Keimlingen, Mischsalaten und geschnittenem Obst. Abstract vom Symposium „Frische Convenience / Fresh Cut Produkte", 21.-22.04.2010, Potsdam.

Bohlmann, F.: Bequemer kochen – schlechter essen? In: Tabula Nr. 4, Oktober 2010.

Bünnagel, D.: Convenience war gestern. Chilled Food aus dem Kühlregal liegt derzeit voll im Trend, in: Verpackungsrundschau 9/2007.

Buder, F., Hamm, U.: Verbrauchsstrukturen von Öko-Intensivkäufern im Fokus. In: Ernährungs-Umschau 9/2009, S. 527-533.

Bundesministerium für Ernährung, Landwirtschaft und Verbraucherschutz (BMELV): EU-Vorschriften zur Lebensmittelkennzeichnung. unter http://www.bmelv.de/SharedDocs/Standardartikel/Ernaehrung/SichereLebensmittel/Kennzeichnung/Ueberarbeitung-EU-Lebensmittel-Naehrwertkennzeichnungsrecht.html (zuletzt gesehen am 18.11.2011)

Bundesministerium für Ernährung, Landwirtschaft und Verbraucherschutz (BMELV), Ariane Girndt: Telefonat vom 18.11.2011 zum voraussichtlichen Termin der Veröffentlichung der Verordnung zur Lebensmittelkennzeichnung im EU-Amtsblatt.

Bundesprogramm Ökologischer Landbau (Hrsg.): Entwicklung und Identifizierung geeigneter Zusatzstoffe und Hilfsmittel im Verarbeitungsprozess ökologischer Lebensmittel, insbesondere zur Verwendung im Herstellungsprozess kalter und heißer Öko-Convenience-Produkte. Kassel 2009, unter: http://orgprints.org/16467/1/16467-06OE248-biond-hoppe-2009-oeko_convenience_produkte.pdf (zuletzt gesehen am 29.10.2010).

Bund für Lebensmittelrecht und Lebensmittelkunde e. V.: Lebensmittel & Ernährung der Zukunft. Dokumentation zur Tagung, Berlin 2006.

Bund für Lebensmittelrecht und Lebensmittelkunde e. V.: GfK-Studie: Nährwertangaben auf verpackten Lebensmitteln. 1. Auflage Berlin 2010.

Demeter e. V. (Hrsg.): Richtlinien für die Zertifizierung „Demeter und Biodynamisch" – Verarbeitung. 5. Auflage Darmstadt 12/2009.

Deutsche Gesellschaft für Ernährung e. V.: Convenience-Food aus dem Kühlregal – Was ist davon zu halten? In: DGE-aktuell 6/2000 vom 15.02.2000, unter http://www.dge.de/modules.php?name=News&file=article&sid=96 (zuletzt gesehen am 28.10.2010).

Deutsche Gesellschaft für Ernährung e. V.: Ernährungsbericht 2008, Bonn 2008.

Deutsches Tiefkühlinstitut e. V.: Frische genießen mit Tiefkühlkost. Erntefrische auf Vorrat – Eine Studie zu verschiedenen Gemüsearten. Köln o. g.

Deutsches Tiefkühlinstitut e. V.: Tiefkühlwirtschaft trotzt der Krise. Presseinformation vom 21.04.2010.

Deutsches Tiefkühlinstitut e. V.: Cool facts 2009 – Tiefkühlkost – Zahlen, Daten, Fakten. Köln 2009.

Donner, S.: Fertiggerichte – Ungesunde Schnellküche? In: UGB-Forum 6/2008, S. 296-299.

Forschungsinstitut für Kinderernährung Dortmund (FKE): Fertiggerichte in der Kinderernährung, Meldung vom 01.04.2007, unter http://www.fke-do.de/content.php?-seite=seiten/aktuelles.php&details=49 (zuletzt gesehen am 28.10.2010).

Geha, R. S. u.a.: Review of Alleged Reaction to Monosodium Glutamate and Outcome of a Multicenter Double-Blind Placebo-Controlled Study. In: Journal of Nutrition, 130/2000, S. 1058-1062.

Gesellschaft für Konsumforschung GfK: Konsumentenverhalten am deutschen Lebensmittelregal. Präsentation Tag der Ernährungswirtschaft Berlin/Brandenburg 16.04.2010.

Hahn, A.: Bessere Gesundheit durch Information? Möglichkeiten und Grenzen einer erweiterten Kennzeichnung von Lebensmitteln. In: Ernährung im Focus, 11/2008, S. 412-418.

Hayn, D., Empacher, C., Halbes, S.: Ernährungswende – Trends und Entwicklungen von Ernährung im Alltag. Frankfurt am Main 2005.

Institut für Lebensmittelqualität, Willich, und Fachhochschule Niederrhein, Mönchengladbach: Nährwertuntersuchung „Lebensmittel in Dosen", Willich/Mönchengladbach 2008.

Klein, B.: Der kleine Unterschied bei Konservendosen: Übergang von Zinn in Lebensmittel unterschiedlich. In: aid Presse-Info vom 22.09.2010, unter: http://www.aid.de/presse/presseinfo_archiv.php?mode=beitrag&id=4992 (zuletzt gesehen am 28.10.10).

Knipp, J., Schwarz. K.: Lebensmittelzusatzstoffe. Beispiele für die Anwendung und mögliche Alternativen. In: Ernährungs-Umschau 10/2008. S. 608-613.

Knorpp, L., Kroke, A.: Salzreduktion als bevölkerungsbezogene Präventivmaßnahme. In: Ernährungs-Umschau 6/2010, S. 294-300.

Kölnmesse GmbH: AnugaFoodtec: Schutzgasverpackungen sind auf dem Vormarsch. Presseinformation vom 15.12.2008.

Kölnmesse GmbH: AnugaFoodtec: Verpackungen begünstigen Bereitstellung von verzehrfertigen Gerichten. Presseinformation vom 22.10.2008.

Kornblum, A.: Der Markt für „Smoothies" in Deutschland. Lebensmittelrechtliche Aspekte. In: Ernährung im Fokus, 6/2010, S. 234-239.

Krämer, J.: Lebensmittel-Mikrobiologie, Verlag Eugen Ulmer KG, 5. Auflage Stuttgart 2007.

Kuhlmann, A.: Die Bedeutung einer Schutzbegasung für die Qualität und Haltbarmachung von verzehrsfertigen Convenience-Salaten. Abstract vom Symposium „Frische Convenience/Fresh Cut Produkte", 21.-22.4.2010, Potsdam.

Maaßen, A., Erbersdobler, H.F., Busch-Stockfisch, M.: Erhaltung der sensorischen Qualität von frischen und tiefgefrorenen Gemüsearten bei unterschiedlicher Lagerung. In: Ernährungs-Umschau 10/2006, S. 390-394.

Methfessel. B.: Ernährungsprävention – ein Thema unserer Gesellschaft (Interview). In: Ernährungs-Umschau 8/2009, S. 474-475.

Methfessel, B.: Zwischen „Core Needs" und „Convenience". Pädagogische Einflussmöglichkeiten auf die Lebensmittelauswahl und Ernährung der Zukunft. In: Ernährungs-Umschau 7/2007, S. 378-383

Möller, S. (Hrsg.): Convenience in Europa. Unterwegsversorgung – Motive, Ansprüche und Bedürfnisse von Konsumenten.

Nestlé Deutschland AG (Hrsg.): So is(s)t Deutschland. Nestlé Studie 2009. Nestlé Deutschland AG und Deutscher Fachverlag GmbH, Frankfurt am Main, 2009.

N.N.: So viel CO_2 verursachen unsere Produkte. Unternehmensinformation Frosta AG unter http://www.frosta.de/service/co2-fussabdruck (zuletzt gesehen am 28.10.2010).

N.N.: Küchenfertige Salatmischungen – Keime aus der Tüte. In: Test 4/2003, S. 18-21.

Oltmanns, B.: Sortiment Convenience-Produkte – Zusätzliche Aspekte. In: Lebensmittel-Praxis 9/2009, S. 34-39.

Rützler, H.: Re-Imagine Quality. In: Ernährungs-Umschau 9/2009, S. 522-526.

Statistisches Bundesamt Deutschland: Bis 2025 mehr Privathaushalte trotz Bevölkerungsrückgang. In: Pressemitteilung Nr. 402 vom 05.02.2007. Unter: http://www.destatis.de/jetspeed/portal/cms/Sites/destatis/Internet/DE/Presse/pm/2007/10/PD07__402__12421,templateId=renderPrint.psml (zuletzt gesehen am 15.06.2011).

Verbraucherzentrale Nordrhein-Westfalen (Hrsg.): Salzgehalt in Fertiggerichten. Marktcheck August/September 2010. Unter http://www.vz-nrw.de/UNIQ128845844513478/salzbericht, (zuletzt gesehen am 29.10.2010).

Vinz, D.: Nachhaltiger Konsum und Ernährung. Private KonsumentInnen zwischen Abhängigkeit und Empowerment. In: Prokla, Zeitschrift für kritische Sozialwissenschaft, Heft 138, 35. Jg., 2005, Nr. 1.

Westdeutscher Rundfunk: Tiefgefrorenes oder Gekühltes: Was ist frischer? In: Servicezeit: Essen & Trinken, Sendebeitrag vom 12.03.2009. Zusammenfassung unter: http://www.wdr.de/tv/servicezeit/essen_trinken/extras/dossier_essen_ist_leben/kritisch_einkaufen/supermarkt/tiefgefrorenes.jsp?smonat=2010-11 (zuletzt gesehen am 29.10.2010).

Westdeutscher Rundfunk: Fertiggerichte – Mehr Schein als Sein? In: Servicezeit: Essen & Trinken, Sendebeitrag vom 07.12.2009; Zusammenfassung unter: http://www.wdr.de/tv/servicezeit/essen_trinken/sendungsbeitraege/2009/1204/uebersicht.jsp (zuletzt gesehen am 29.10.2010).

Persönliche Informationen per E-Mail:

Deutscher Allergie- und Asthmabund e.V., Sonja Lämmel. E-Mails vom 07.06.2010 und 08.06.2010 zur Allergenität unverarbeiteter Lebensmittel und der von Fertigprodukten.

zweiblick-Kommunikation, Sandra Strobel: email vom 07.10.2010 zur Beschichtung von Dosen durch deutsche Hersteller.

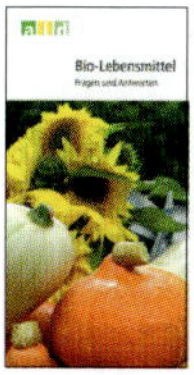

Bio-Lebensmittel – Fragen und Antworten

Immer mehr Menschen wollen Bio-Produkte. Aber warum? Lesen Sie nach, welche Ideen hinter dem biologischen Landbau und der Verarbeitung seiner Produkte stehen. Dann wissen Sie, wann und warum Bio-Lebensmittel bei Ihrem Einkauf Sinn machen.

Kompaktinfo Print, DIN Lang (10,5 x 21 cm), Bestell-Nr. 5-78

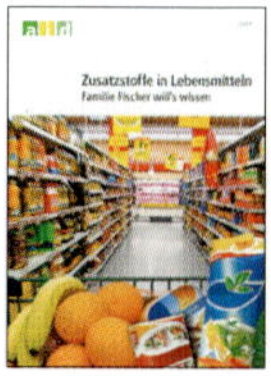

Zusatzstoffe in Lebensmitteln – Familie Fischer will's wissen

Luca Fischer kommt mit einem Hautausschlag nach Hause. Liegt es an dem Müsliriegel, den er gerade gegessen hat? Familie Fischer will es wissen und startet ein spannendes Experiment: Drei Wochen lang wollen sie auf Lebensmittelzusatzstoffe verzichten.

Heft Print, DIN A5, 60 Seiten
Bestell-Nr. 5-1546

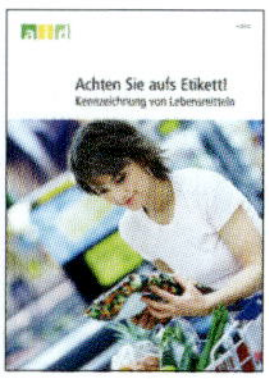

Achten Sie aufs Etikett! – Kennzeichnung von Lebensmitteln

Wie erkennt man Lebensmittelimitate und wann müssen Nährwerte auf der Verpackung stehen? Schlagen Sie nach. In diesem Heft finden sie die Regelungen zur Pflichtkennzeichnung, Sonderfälle und freiwillige Angaben.

Heft Print, DIN A5, 92 Seiten
Bestell-Nr. 5-1140

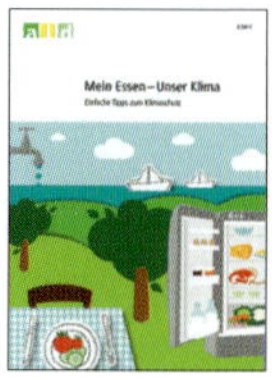

Mein Essen – Unser Klima

Können wir durch unsere Ernährungsweise das Klima schonen? Ja, das Heft zeigt, wie es geht. Es erklärt, wie Klima und Nahrungsmittel zusammenhängen, welche Lebensmittel besonders klimarelevant sind und warum der wachsende Fleischkonsum die Erde bedroht.

Heft Print, DIN A5, 24 Seiten
Bestell-Nr. 5-1577

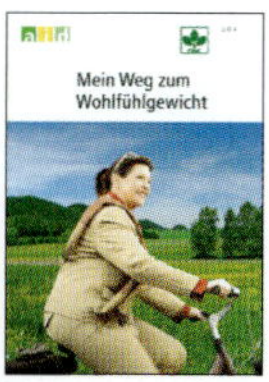

Mein Weg zum Wohlfühlgewicht

Machen Sie sich auf den Weg zu Ihrem Wohlfühlgewicht! Das Heft zeigt Ihnen, worauf es beim Abnehmen ankommt und in welchen Schritten Sie Ihr Ziel langfristig erreichen können – ohne dass Genuss und Lebensfreude zu kurz kommen.

Heft Print, 14 x 21 cm, 60 Seiten
Bestell-Nr. 5-1389

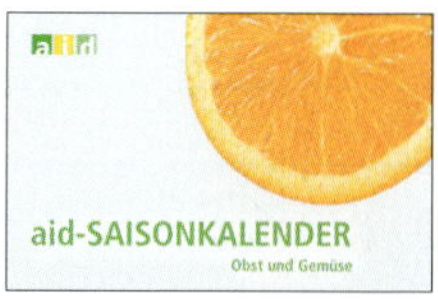

aid-Saisonkalender Obst und Gemüse

Das farbige Poster zeigt auf einen Blick, wann welche Obst- und Gemüsearten am besten in den Einkaufskorb wandern sollten. Die Rückseite gibt weitere Tipps zum Verbraucherschutz und zur optimalen Lagerung von Obst und Gemüse.

Poster Print, DIN A2 auf A4 gefalzt, 2 Seiten, 1 Poster, 1 Hintergrundinformation
Bestell-Nr. 5-3488

Bestellung

MedienShop
www.aid-medienshop.de

Fax: +49 (0)228 8499-200
Telefon: +49 (0)180 3 849900*
E-Mail: bestellung@aid.de

*Kosten: 9 Cent pro Minute aus dem deutschen Festnetz.
Anrufe aus dem Mobilfunknetz maximal 42 Cent pro Minute.
Bei Anrufen aus dem Ausland können die Kosten für Telefonate höher sein.

aid infodienst e. V.
- Vertrieb -
Postfach 1627
53006 Bonn
Deutschland

Kunden-Nr. (falls vorhanden)

Name/Vorname

Firma/Abteilung

Straße und Hausnummer/Postfach

PLZ/Ort

Telefon/Fax

E-Mail

Ich bestelle zuzüglich einer Versandkostenpauschale von 3,00 € (innerhalb Deutschlands) gegen Rechnung (Angebotsstand: Februar 2012):

Best.-Nr.	Titel	Medium	Anzahl	Einzelpreis €	Gesamtpreis €
5-78	Bio-Lebensmittel – Fragen und Antworten	Flyer		0,00	
5-1140	Achten Sie aufs Etikett! – Kennzeichnung von Lebensmitteln	Heft		4,00	
5-1389	Mein Weg zum Wohlfühlgewicht	Heft		2,50	
5-1546	Zusatzstoffe in Lebensmitteln – Familie Fischer will's wissen	Heft		2,50	
5-1577	Mein Essen – Unser Klima	Heft		2,00	
5-3488	aid Saisonkalender – Obst und Gemüse	Poster		2,50	
5-3264	aid-Medienkatalog	Heft		0,00	

☐ Ich möchte regelmäßig und kostenlos den aid-Medienkatalog erhalten. Diese Zusendung kann ich jederzeit widerrufen.

Auftragswert ______

Bestellungen erfolgen ausschließlich unter Einbeziehung unserer allgemeinen Geschäftsbedingungen, die Sie im Internet unter www.aid-medienshop.de einsehen oder unserem Medienkatalog entnehmen können, den wir Ihnen auf Anforderung kostenlos zusenden. Die Informationen zur Widerrufsbelehrung und den Widerrufsfolgen auf der gegenüberliegenden Seite habe ich zur Kenntnis genommen.

Datum/Unterschrift

aid infodienst Ernährung, Landwirtschaft, Verbraucherschutz e. V. (aid), Heilsbachstraße 16, 53123 Bonn, Telefon: 0228 8499-0, Telefax: 0228 8499-177,
Geschäftsführender Vorstand: Frau Dr. Margareta Büning-Fesel, eingetragen im Vereinsregister (Registernr. 2240) beim Amtsgericht Bonn